Anne Biwer

Augentraining –
Das Praxisbuch

Übungen für einen klaren Blick

heel
8909
Biwe

© 2007 Schirner Verlag, Darmstadt
Alle Rechte vorbehalten

ISBN 978-3-89767-576-6

2. Auflage 2009

Umschlaggestaltung: Murat Karaçay
Illustrationen: Steffi Steinmüller
Satz: Karsten Bittner, Sharmila Maas, Maike Lübbers
Herstellung: Reyhani Druck & Verlag, Darmstadt

www.schirner.com

Inhalt

Es sei ausdrücklich darauf hingewiesen, dass weder das vorgelegte Gesamtkonzept dieses Buches noch Einzelbereiche bzw. vorgestellte Methoden, auch nicht in Form von Hinweisen und Vorschlägen, eine regelmäßige ärztliche Betreuung und medizinische Behandlung ersetzen können oder wollen.

Im Folgenden werden wir Begriffe wie Arzt oder Heilpraktiker stets nur in der maskulinen Form verwenden, wobei selbstverständlich auch immer weibliche Ärzte und Heilpraktiker eingeschlossen sind.

Einführung

Unsere Kultur hat den Sehsinn in den Vordergrund gerückt. Das war nicht immer so: Der Geruchssinn beispielsweise hat jahrhunderte-, ja jahrtausendelang die Erlebniswelt der Menschen viel intensiver geprägt als das Sehen. Dies beweist die ausgefeilte Kultur des Räucherns, das auf allen Kontinenten und in jeder menschlichen Kultur praktiziert wurde. Auch der Hörsinn ist für uns bei Weitem nicht mehr das, was er Menschen vergangener Zeiten bedeutete: Die andauernde Geräuschüberflutung in den Ballungsräumen der Großstädte mit Auto- und Flugzeuglärm, Baustellenkrach, Maschinenrasseln, neben den vielen lauten und leisen Tönen, welche das Zusammenleben einer Menschenansammlung mit sich bringt, führt oft genug dazu, dass unser Hörsinn abstumpft, wir jedenfalls nicht mehr das Gras wachsen hören. Lernen durch Hören ist eigentlich im Schwinden begriffen, schon beim Schulunterricht der kleinen Kinder wird mehr und mehr visuelles Lehrmaterial verwendet.

Der Tastsinn wird noch weniger eingesetzt. Es gibt auch immer weniger zu ertasten oder zu erfühlen. Schon Spielzeug ist überwiegend aus Kunststoff, und dieser wiederum stammt meist aus ein und demselben Rohstoff, nämlich Erdöl. Die meisten Oberflächen in den Wohnungen sind ähnlich glatt und nichtssagend wie die glatten Spielzeugbausteine der kleinen Kinder.

Möglicherweise bringt jeder Mensch unterschiedliche Sinnesbegabungen mit und würde, bei vielseitiger Anregung, vielleicht auch den einen oder anderen Sinn stärker entwickeln. Schulkinder werden aber in der Schule mit vorherrschend ausgebildetem Sehsinn wesentlich bessere Ergebnisse erzielen als mit ausgeprägtem Tastsinn. Mit diesem lässt sich der heutige Unterrichtsstoff in der Schule nicht erfolgreich bewältigen. So setzt eine frühzeitige Prägung den Akzent auf das Sehen.

Wir streben also nach Durchblick, Überblick, Hellsicht oder zumindest Übersicht, und dies alles möglichst innerhalb eines Augenblicks. Unzählbar sind die Bilder und Redewendungen, die Alltagserlebnisse oder Erkenntnisse in Bezug zum Augenlicht setzen.

Diese einseitige Beanspruchung der Augenkraft hat Folgen. Sicherlich war schlechte Sicht oder gar eine Augenerkrankung auch in früheren Zeiten ein Hindernis. Allerdings entwickelte sich die starke Betonung des Sehsinns erst im Lauf der letzten Jahrhunderte. Jedenfalls ist es gut vorstellbar, dass bei der urzeitlichen Jagd alle Menschen mit ausgeprägten Sinnesorganen gebraucht wurden, nicht nur Späher mit scharfen Augen. Wer einen feinen Riecher hatte, konnte auf einige Entfernung das begehrte Wild auch in einem Versteck orten, und wer das Gras wachsen hörte, war in der Lage, am feinen Knacken der Äste oder am Rascheln des Laubs den Tritt des scheuen Tieres auszumachen. Ein feiner Tastsinn ermöglichte Spurenlesen sogar im Dunkeln und führte so auf die richtige Fährte.

Unsere Augen werden also durch unsere Kultur überbeansprucht, und unsere gesamte Wahrnehmung fokussiert sich auf das Sehen. Zwar sind die ersten Sinneserfahrungen der Kinder umfassender. Sie lutschen, ergreifen, ertasten den Gegenstand, den sie erforschen, und schlagen damit auch gegen den Boden oder die Wand, um ihn zu hören. Aber schon bald heißt es: „Nur schauen, nicht anfassen!"

Die Angst vor dem Verlust des Augenlichts gehört denn auch zu den größten Ängsten der Menschen, die „schwarze Nacht des Todes" zu einem Schrecken, der durch Medikamente, Operationen und andere Eingriffe vermieden werden soll. Tatsächlich hat die Chirurgie in den letzten Jahrzehnten, gerade was komplizierte Augenoperationen betrifft, sich in einem Maße fortentwickelt, das nur beeindrucken kann. Sicher wird es manchmal auch nötig sein, auf diese Methode zurückzugreifen. Oft genug aber bleiben Störungen des Sehvermögens zurück, oder die wiedergewonnene Sicht kann nicht integriert werden, was schon auf den seelischen Aspekt der Sehstörungen hinweist.

Eigentlich zeigen die unzähligen kleinen Lidschlüsse, die wir beim Blinzeln ausführen, die Fähigkeit, die Augen willentlich zu schließen, oder die geschlossenen Augen im Schlaf, dass unser Körper das Nichtsehen mehr beherrscht, als wir bewusst vermuten. Geruch oder Gehör etwa können wir zu keinem Zeitpunkt willentlich ausschalten – auch wenn es möglich ist, durch Meditation die innere Reaktion auf diese Reize zum Stillstand zu bringen. Tatsache ist, dass gehörlose Menschen sich wesentlich mehr von der Gesellschaft ausgeschlossen fühlen als etwa Blinde. Das Augenlicht ist für das Überleben des Menschen gar nicht so unentbehrlich!

Unser eigentliches Sehorgan liegt ohnehin im Gehirn, nicht im Augapfel, und dieser visuelle Kortex kann Bilder produzieren, auch wenn die Augen geschlossen sind – das üben wir beim Tagträumen oder beim bewussten Visualisieren. Vor allem das Verständnis des Gesehenen ist eine Tätigkeit des Gehirns, und ohne dieses würde uns der Sehsinn nicht viel helfen. Eine unverständliche Ansammlung von Formen und Farben löst Ängste aus. Solche Wahrnehmungen haben manche Menschen schon erlebt: etwa beim Erwachen aus einer Narkose oder auch wenn wir mitten in der Nacht „halb" wach werden und eine Weile brauchen, um uns zu orientieren.

Ob nun die Augen gesund sind oder bereits ein Augenleiden besteht, es ist in jedem Fall gut, die übermäßige Beanspruchung unserer Augen auszugleichen, indem wir ihnen mehr Aufmerksamkeit schenken. In diesem Buch finden Sie Übungen, die helfen, das Augenlicht hell und klar zu erhalten, und die so einfach sind, dass Sie sich vielleicht fragen werden, ob sie denn auch tatsächlich wirken. Aber wie so oft sind es die kleinen, aber regelmäßig ausgeführten Handlungen, die unser Leben nachhaltig verändern.

Bildschirmarbeit, die heute in fast jedem Beruf eine Selbstverständlichkeit ist, zwingt die Augen für viele Stunden in eine starre Haltung. Das gleiche gilt für das abendliche Fernsehen zur Entspannung. Lesen in einem Buch oder einer Zeitschrift kann zwar durchaus im Sinne einer Augenübung praktiziert werden. Wird es aber in falscher Haltung durchgeführt, dann strengt es die Augen nur zusätzlich an.

Bei dieser Lebensform ist es eher ein Wunder, wenn die Augen gesund bleiben!

Ein wichtiger Pfeiler der Augengesundheit ist deshalb die gezielte und bewusst durchgeführte Augenentspannung. Schon mit diesen beiden Elementen, Training und Entspannung, können Sie Ihr Augenlicht pflegen und lange erhalten.

Besteht bereits ein Augenleiden oder eine Seheinschränkung, werden die Augenübungen noch wichtiger. Kurz- oder Weitsichtigkeit und Hornhautverkrümmungen zum Beispiel führen dazu, dass die Augen noch mehr angestrengt werden. Die Überanstrengung führt zu einer weiteren Verschlechterung der Sehkraft. Diesen unguten Kreislauf können Sie durch gezieltes Augentraining und vor allem durch Augenentspannung wirkungsvoll unterbrechen. Wenn Sie lange genug üben, wird sich vermutlich sogar eine Verbesserung des Augenleidens einstellen, eine weitere Verschlechterung wird verhindert oder zumindest stark verzögert. Darüber hinaus finden Sie in diesem Buch die wichtigsten ganzheitlichen Heilmethoden, welche das heute übliche schulmedizinische Vorgehen wirkungsvoll ergänzen können.

Die meisten dieser Therapien müssen von gut ausgebildeten und möglichst erfahrenen Therapeuten durchgeführt werden. Aber es gibt auch Kuren, die der Laie sehr gut zu Hause durchführen kann, mit bewährten naturheilkundlichen Anwendungen, die keine Nebenwirkungen haben, aber eine starke Heilkraft.

Zum besseren Verständnis der Anatomie finden Sie eine kleine Beschreibung des Auges sowie eine Übersicht über die häufigsten Augenleiden, ihre Auswirkung auf das Sehen und Behandlungsmöglichkeiten.

Ich wünsche Ihnen, dass dieses Buch Ihnen die Augen öffnet!

Wie funktioniert das Auge?

Das Auge wird nicht umsonst unser schönstes Organ genannt. Es ist der Spiegel unserer Seele, und nichts kann ein Gesicht so aufhellen wie das freudvolle Strahlen der Augen. Umgekehrt kann ein trübes und gerötetes Auge den ganzen Menschen krank wirken lassen. Auch vom Aufbau her ist das Auge ein richtiges Wunderwerk. Aber so vielschichtig, ja kompliziert die Anatomie dieses Sinnesorgans auch ist, der Vorgang des Sehens lässt sich damit allein doch nicht erklären. Denn dazu gehört das gesamte Gehirn, und wie diese Vorgänge in den verschiedenen Gehirnbereichen miteinander verknüpft werden, dürfte die Wissenschaft noch eine Weile beschäftigen.

Der enge Zusammenhang zwischen Auge und Gehirn zeigt sich bereits bei der Entwicklung des Menschenkindes im Mutterleib: Das Auge bildet sich aus einem Bläschen, das sich aus dem werdenden Gehirn nach vorn schiebt. Wenn dieses Bläschen die Haut erreicht, dellt es sich leicht ein. Durch das Zusammentreffen der beiden Strukturen wird in dem angrenzenden Hautabschnitt die Entwicklung der Linsenanlage eingeleitet, die sich dann in die Delle des entstehenden Augenbechers einstülpt. Aus diesen beiden Anlagen – Nervengewebe und Haut- oder Epithelzellen – wächst nun das Auge.

Interessant ist dabei, dass die Linse, die ja ursprünglich Hautgewebe ist, das ganze menschliche Leben lang ihre Teilungsfähigkeit bewahrt – sie wird also immer größer. Hier liegt eine Ursache für die Sehstörungen im Alter.

Ursprünglich also war die Augenanlage ein Bläschen. Indem sie sich zu einer Delle und dann zu einem Becher entwickelt, gelangen die ursprünglich innen gelegenen Zellen der Netzhautanlage nach außen und sind dann lichtabgewandt. Das erscheint wie eine eher unzweckmäßige Entwicklung, zumal auch die Nervenzellen, welche die anderen Schichten der Netzhaut ausmachen, die Sinneszellen überlagern, sodass ein scharfes Bild gar nicht mehr entstehen kann. Aber es gibt doch einen tieferen Sinn in dieser Entwicklung, denn die Sinneszellen lagern sich durch diese Wendung nach innen ganz nahe an das Gefäßnetz der Aderhaut an, welche das Auge durchblutet, und auf diese Weise werden die Sinneszellen bestens mit Sauerstoff versorgt. Die reiche Gefäßversorgung hat allerdings noch eine weitere Funktion.

Um nun doch ein scharfes Sehen zu ermöglichen, entwickelt sich die Fovea centralis, die Stelle unseres schärfsten Sehens. Sie liegt in der Mitte der Augen, seitlich können wir nicht so scharf sehen. Nach vorn bilden sich die Iris und die Ziliarkörper aus. Ohne eine feste Hülle allerdings wären die empfindlichen Strukturen sehr gefährdet – so wächst um das Gebilde herum eine äußere Augenhaut, die Hornhaut und die Lederhaut.

Es gibt also drei Schichten der Augenhaut. Die innere Augenhaut besteht (vorn) aus Iris und Ziliarkörper, im hinteren Bereich des Auges aus Pigmentepithel und der Netzhaut. Die mittlere Augenhaut bildet im vorderen Bereich ebenfalls Iris und Ziliarkörper, im hinteren die Aderhaut. Die äußere Augenhaut besteht vorn aus Hornhaut und hinten aus Lederhaut.

Um dem Augapfel insgesamt Festigkeit zu geben, bildet sich der Glaskörper aus und vorn das Kammerwasser, welches die Linse umspült.

Um wirklich sehen zu können, müssen fünf Bereiche des Auges ausgebildet sein und optimal miteinander funktionieren.

Der erste Bereich befindet sich im hinteren Teil des Auges und besteht aus der Netzhaut (Retina) und dem Sehnerv, der die Verbindung zu den mitarbeitenden Gehirnzentren herstellt.

Der zweite Bereich besteht aus den inneren Augenmuskeln, die uns Nah- und Ferneinstellung beim Sehen ermöglichen. So entsteht die Schärfe des gesehenen Bildes.

Der dritte Bereich besteht aus der Iris als Lichtblende. Durch die Veränderung der Pupillenweite können übermäßige Lichtreize auf die Netzhaut verhindert werden, und zugleich wird die Schärfe der Tiefenwahrnehmung bewahrt.

Im vierten Teil befinden sich die Augenmuskeln und die Lederhaut. Auf die Augenmuskeln sind vier der zwölf Hirnnerven spezialisiert. Daran lässt sich gut erkennen, wie wichtig die Beweglichkeit der Augenmuskeln für das Sehen ist. Dank dieser äußeren

Muskeln sind die Augen extrem flexibel und können somit eine Fülle von Eindrücken erfassen.

Im fünften – äußeren – Bereich sind die Schutzorgane wie Hornhaut, Bindehaut, Augenlider und die Tränendrüsen. Durch die Augenlider können wir uns immer wieder vor der Reizüberflutung, der unser Auge ununterbrochen ausgesetzt ist, erholen, denn jeder Lidschluss schafft für den Bruchteil einer Sekunde ein erholsames Schwarz. Außerdem wird dadurch Tränenflüssigkeit verteilt, sodass unser Auge immerzu befeuchtet bleibt. Die Tränen schützen und desinfizieren die äußere Oberfläche des Augapfels. Hier haben wir eine im ganzen menschlichen Körper einmalige Erscheinung, denn feuchte Schleimhaut befindet sich sonst immer in einer geschlossenen Körperhöhle. Müssen wir zum Beispiel den Mund lange offen halten, trocknen die Schleimhäute aus.

Nun wissen wir schon einiges über den geheimnisvollen Sehvorgang. Unsere Sehkraft ist nach der Mitte hin ausgerichtet, was sich durch die Lage der menschlichen Augen in der Mitte des Gesichtes noch verstärkt. Bei vielen Tieren ist die Lage der Augen seitlich, sodass sie auch lateral mehr wahrnehmen als wir Menschen. Außerdem sehen wir nur Beleuchtetes, gleichzeitig muss der empfindliche Augenapparat vor allzu viel Licht geschützt werden. Die Netzhaut besteht aus verschiedenen Zapfentypen, die das Farbensehen ermöglichen, und den Stäbchen, dank derer wir in der Dämmerung sehen können. Diese Zäpfchen und Stäbchen befinden sich in einer unvorstellbar großen Zahl in der Fovea centralis, der Stelle unseres schärfsten Sehens. Erinnern Sie sich an die gut durchblutete Aderhaut, in deren Nähe die Netzhaut bei der embryonalen Einstülpung gelangte?

Erstaunlicherweise werden diesem Kapillarnetz nur etwa fünf Prozent Sauerstoff entnommen. Wozu dient also die große Restmenge, bleibt sie etwa ungenutzt? Aus der ganzheitlichen Betrachtung des Menschen heraus, die in der Anatomie nicht etwas Zufälliges, sondern immer einen sinnvollen Plan sieht, muss es auch hier einen Grund geben. Möglich wäre es, dass es sich bei dem hohen Sauerstoffaufkommen um ein Kühlsystem handelt, welches die Erwärmung der Augen durch die Lichtwahrnehmung ausgleicht. Jedenfalls unterliegen sowohl Stäbchen als auch Zäpfchen einem fortwährenden Erneuerungsprozess. Die Abbauprodukte der Sehpigmente werden über die Aderhaut in den Blutkreislauf gebracht und zur Leber transportiert. Die erneuerten Stoffe gelangen über das Kapillarnetz wieder zum Auge. Das ist einer der Gründe, warum in der Naturheilkunde bei Augenleiden auf den Zustand der Leber besonders geachtet wird.

Farbe und Form können wir also über die Zäpfchen und die Stäbchen wahrnehmen, aber für das Raumsehen gibt es im Auge kein Organ! Das räumliche Sehen lässt sich nur über das Gehirn wahrnehmen.

Es wird also Zeit, auch die Leitungsbahnen in die Betrachtung mit einzubeziehen. Der Sehnerv sammelt gewissermaßen die Informationen der Stäbchen und Zapfen. Erinnern wir uns, dass wir eigentlich nur in der Mitte durch die Fovea centralis richtig scharf sehen, zur Seite hin nimmt unsere Sehfähigkeit ab. Und es handelt sich um zwei Bilder, denn das linke und das rechte Auge nehmen ja unterschiedliche Regionen zum Beispiel eines Gegenstandes wahr. Das Bild wird in der Linse umgedreht, und diese Umkehrung wird im gesamten Verlauf der Sehbahn beibehalten, obwohl wir die Umkehrung nicht sehen. Hinter der Netzhaut überkreuzen sich die Nervenbahnen – das Bild wird nun zur entgegengesetzten Gehirnhälfte übertragen. Zuständig für die Verteilung der Information ist der „vordere Vierhügel", auch Kniehöcker genannt. Von hier aus gehen die Informationen ins Sehzentrum, den visuellen Kortex, aber auch in viele andere Gehirnareale. Dadurch wird das wahrgenommene Bild gewissermaßen in viele kleine Einheiten zerpflückt, um Form, Farbe, Entfernung, Ausdehnung, Oberfläche und viele andere Informationen zu berechnen, zu speichern und mit bereits gemachten Erfahrungen abzugleichen.

Wäre ein optischer Apparat so konstruiert, mit nur in der Mitte scharfer Aufnahmemöglichkeit, mit der Umkehrung zweier unterschiedlicher Bilder und vollständiger Zerlegung in Einzelteile, niemand würde damit etwas anfangen können. Dennoch haben wir den Eindruck, mit diesem komplizierten Sehorgan und seinen vielen Neuronenverschaltungen ein einheitliches Bild wahrzunehmen.

Es gibt aber keine Stelle im Gehirn, an der das in Einzelteile zerlegte Bild wieder zusammengesetzt wird. Es ist einfach keine Struktur dafür nachzuweisen – zumindest bis jetzt. Das Einzige, was sicher ist, ist die

Bewertung und Einordnung des wahrgenommenen Bildes durch den sehenden Menschen.

Eine Ansammlung unverständlicher Formen und Farben löst Angst, sogar Panik, aus. Manche Menschen können das zuweilen erleben, wenn sie mitten in der Nacht abrupt erwachen, andere kennen eine solche „Nichtwahrnehmung" vom Erwachen nach einer feuchtfröhlichen Feier. Auch im Anschluss an eine Narkose kann es einen solchen Moment geben, aber normalerweise sorgt die Schaltzentrale – unser Gehirn – sehr schnell wieder dafür, dass wir uns von Dingen umgeben fühlen, die wir kennen und benennen können, wie Stuhl, Tisch oder Bett.

Die Frage, ob es in der Wahrnehmung des Auges aber überhaupt etwa Objektives geben kann beziehungsweise in welchem Zusammenhang unser Sehen denn mit der – oder einer – Wirklichkeit steht, beschäftigt nicht nur die Quantenphysik. Tatsächlich scheint es so, dass wir uns das Bild der Wirklichkeit in unserem Gehirn erschaffen, denn insbesondere die Verknüpfung zu einem einheitlichen Bild geschieht individuell – und verschieden bei jedem Menschen. Dafür spricht, wie unterschiedlich etwa „Zeugenaussagen" zu ein und demselben Vorgang, wie zum Beispiel einem Auffahrunfall, sein können.

So führt die Anatomie des Auges direkt zur Fähigkeit des Visualisierens. Denn wenn wir schon das Bild unserer Realität selbst erschaffen, wäre es doch sinnvoll, dies so zu tun, dass diese Realität uns glücklich macht! Wie das genau auszuführen ist, davon mehr im Kapitel „Entspannung für die Augen".

Die wichtigsten Bestandteile des Auges in Kürze:

- Aderhaut, auch Choroidea, besteht aus Blutgefäßen und pigmentierten Bindegewebszellen.
- Augapfel, auch Bulbus.
- Augenmuskeln, es gibt sechs davon, vier gerade und zwei schräge. Sie sind an der Lederhaut (Sklera) befestigt.
- Bindehaut, auch Conjunktiva, überzieht die Innenseite der Lider und den Augapfel, lässt aber die Hornhaut frei.
- Chiasma opticum, Sehnervenkreuzung. Die visuelle Information läuft zur gegenüberliegenden Gehirnhälfte.
- Fovea centralis, Sehgrube, Punkt des schärfsten Sehens.
- Glaskörper, gallertartiger Teil der Augen, liegt zwischen Netzhaut und Linse und unterstützt diese beiden Strukturen.
- Hornhaut oder Cornea, bedeckt als vordere durchsichtige Haut Iris und Pupille.
- Hypophyse oder Hirnanhangdrüse, scheidet Hormone für das Gleichgewicht des gesamten Körpers aus. Sie folgt dabei einem Reiz, der vom Hypothalamus ausgeht.
- Hypothalamus, Drüse im Zwischenhirn, regelt fast alle für den Menschen wichtigen Prozesse im Körper, steuert im Auge die Iris und die Ziliarmuskeln.
- Iris oder Regenbogenhaut, der farbige Teil des Auges, liegt zwischen Hornhaut und Linse und

regelt durch Veränderung der Pupillengröße den Lichteinfall.

- Lederhaut, auch Sklera, das Weiße im Auge, das Haltegerüst des Auges.
- Lider, dienen dem Schutz des Auges. Der Lidschlag reinigt und befeuchtet die Hornhaut.
- Linse, durchsichtiger gebogener Teil des Auges mit mehreren Schichten, liegt zwischen Pupille und Glaskörper. Die Linse beugt die Lichtstrahlen und überträgt sie auf die Netzhaut.
- Macula lutea oder gelber Fleck, Stelle auf der Netzhaut mit den meisten Zäpfchen, wichtig für die Sehschärfe.
- Nervus abducens, auch Hirnnerv Nr. VI, versorgt die Augenmuskeln für die Auswärtsbewegung.
- Nervus trigeminus, auch Hirnnerv Nr. V, sensible Nervenversorgung.
- Nervus oculomotorius, auch Hirnnerv Nr. III, versorgt die Augenmuskeln für die Auswärtsdrehung.
- Nervus trochlearis, auch Hirnnerv Nr. IV; versorgt die Augenmuskeln für die Einwärtsdrehung, tritt als einziger Hirnnerv an der Rückseite des Hirnstamms aus dem Schädel.
- Netzhaut, auch Retina, gilt als vorgeschobener Gehirnteil. Enthält die Stäbchen und die Zapfen, liegt im Hintergrund des Auges. Hier wird das Licht in elektrische Impulse umgewandelt, die dann zur Entschlüsselung ans Gehirn weitergeleitet werden.
- Parasympathikus, Zweig des autonomen Nervensystems, hat Einfluss auf die Seheinstellung für die Nähe. Fördert das Weinen.

- Pupille, der schwarze Kreis in der Iris, verändert sich je nach Lichteinfall und leitet das Licht in die hintere Augenkammer zur Netzhaut.
- Sehnerv, auch Nervus opticus, gilt ebenfalls als vorgeschobener Hirnteil. Die Nervenversorgung des Auges.
- Sympathikus, Zweig des autonomen Nervensystems, versorgt den Lidhebermuskel, hemmt das Weinen, stellt die Pupille weit.
- Tränen, gelangen über den Tränen-Nasenkanal ins Auge. Sie sind schwach salzig und eiweißhaltig und wirken leicht desinfizierend.
- Tränendrüse, besteht aus zwei Teilen: einer im Dach der Augenhöhle, der andere im Lid.
- Visueller Kortex, Teil des Großhirns, der für die Entschlüsselung der Seheindrücke zuständig ist.
- Ziliarmuskel, ringförmiger Muskel um die Linse. Durch seine Spannung und Entspannung unterstützt er die Nahsicht.

Was das Auge belastet

Das Auge gehört zu den „immunprivilegierten Organen", was bedeutet, dass in den Augen, solange der Organismus nur einigermaßen gesund ist, Entzündungen vom Abwehrsystem unterdrückt werden. Von daher sollten entzündliche Augenkrankheiten in einem auch nur einigermaßen gesunden Körper eigentlich selten sein. Tatsächlich traten Entzündungen auch früher eher in Verbindung mit anderen schweren bakteriellen Infektionen, wie etwa Syphillis, auf. Im antiken Ägypten war schon eine gefährliche bakterielle Augenentzündung bekannt, das Trachom, das auch immer wieder als Seuche auftritt.

In der Gegenwart aber nehmen die Augenleiden zu, die auf ein überschießendes, überaktives Immunsystem zurückzuführen sind, nämlich die allergischen Reaktionen. Allergische Bindehautentzündungen, Lidrandschwellungen, Augenjucken und Augenröte sind die häufigsten Erscheinungsformen. Blühende Bäume, Sträucher und Blumen gab es schon immer, vermutlich auch gelegentlich Allergiker. Die epidemische Zunahme der Heuschnupfenkranken dürfte aber zum einen in der heutigen Umweltbelastung liegen. Durch Auto- und Industrieabgase kontaminierte Pollen sind um ein Vielfaches aggressiver als die von unbelasteten Gewächsen. Mittlerweile gibt es aber kaum noch Regionen, die nicht einer solchen Umweltbelastung ausgesetzt sind. Denn selbst über das abgelegenste Feld fliegen Flugzeuge, und die Abgase dieser Luftschiffe gelangen irgendwann auch in unsere Atemluft. Möglicherweise würde sich der menschliche Organismus nach und nach an diese Belastung gewöhnen – wenn nicht auch das menschliche Immunsystem durch unsere Lebensweise geschwächt würde. Immunsystem ist ein Sammelbegriff für eine Abfolge von Abwehrmechanismen, die insbesondere im Darm und zum Beispiel im lymphatischen Rachenring ablaufen. Nun gehörten Blinddarm- und Rachenmandelentfernungen viele Jahre zur Standardbehandlung. Dabei wurde schulmedizinisch festgestellt, dass sich diese Organe häufig entzünden, und die Folgerung lautete, dass sie daher entfernt werden müssten, um den Organismus zu entlasten. Nun käme niemand auf die Idee, wenn die Kontrolllampe für Motoröl im Auto aufleuchtet, diese Glühbirne herauszuschrauben, weil ihr Aufleuchten im Auto unnötig Energie verbraucht. Denn wenn das fehlende Motoröl nachgefüllt worden ist, erlischt die Kontrollampe ohne weiteres Zutun, sie war lediglich eine wichtige Warnung, denn ohne Öl wird der Motor des Autos beim Fahren beschädigt. Ähnlich verhält es sich aber, wenn Organe, die sich im Rahmen einer Abwehrreaktion auf Keime entzünden, operativ entfernt werden. Also fehlen mittlerweile vielen Erwachsenen genau jene Strukturen, die eine Abwehrreaktion in Gang setzen könnten. Eine weitere Schwächung des Immunsystems dürften die zahllosen Impfungen im

Kindesalter sein. Manche Kinderkrankheiten können durchaus der gesunden Entwicklung des menschlichen Abwehrsystems dienen. Während Röteln, Masern oder Windpocken, die im Kindergartenalter meist einen harmlosen Verlauf nehmen, fast nicht mehr auftreten, schwächeln heutzutage unzählige Kinder manchmal monatelang mit einer untypischen Scharlachform, die durch Antibiotika abgebrochen wird und dann immer wieder aufflammt.

Als weiteres Allergierisiko gilt übertriebene Hygiene. Man könnte durchaus zu der Auffassung kommen, dass ein ungeübtes Immunsystem, das sich an keiner Stelle mit Bakterien oder Viren auseinandersetzen und dieses trainieren konnte, irgendwann zu überschießenden Reaktionen neigt, weil es nicht gelernt hat, gefährliche Viren oder Bakterien von harmlosen Erregern zu unterscheiden.

Allergische Reaktionen können zwar schulmedizinisch mit Antihistaminika behandelt werden, Histamin aber ist ein Stoff, der für Denkprozesse benötigt wird. Deshalb machen antiallergische Tabletten den Menschen müde und erschweren die tägliche Arbeit.

Eine ganzheitliche Behandlung allergischer Reaktionen – auch am Auge – ist zwar gut möglich, es braucht aber schon einige Zeit, bis das Immunsystem beruhigt und normalisiert ist.

Kurz- und Weitsichtigkeit, Störungen des räumlichen Sehvermögens und auch Schielen sowie die Entwicklung eines erhöhten Augeninnendrucks können durch eine asymmetrische Entwicklung des knöchernen Schädels bedingt sein. Das Gehirn kann sich nur entsprechend den Knochen entwickeln, und eine schiefe Position beispielsweise des Keilbeins wird sicherlich eine ungünstige Auswirkung auf die Augen haben. Denn durch die kleinen Öffnungen des Keilbeins verlaufen die Leitungsbahnen und Blutgefäße, welche das Auge versorgen.

Die häufigste Ursache solcher Probleme ist ein Geburtstrauma. Normalerweise sollte sich auch das stark eingedellte Köpfchen eines Neugeborenen binnen 24 Stunden entfalten. Geschieht dies nur unvollständig, so bleiben Asymmetrien bestehen. Solche Kinder neigen als Babys zum Spucken, haben Blähungen, Leibschmerzen oder Mühe beim Saugen. Manchmal gelingt es den Säuglingen durch anhaltendes Schreien, einen solchen Druck aufzubauen, dass sich die Fehlstellung der Schädelknochen zumindest teilweise reguliert, meist aber bleibt die Störung bestehen und setzt sich in Lernschwierigkeiten, Verhaltensstörungen, Unruhe oder Bettnässen fort.

Auch ein Stoß oder ein Sturz auf den Kopf, vor allem im Kindesalter, kann solche Probleme bewirken. Allerdings können auch Erwachsene noch durch Stöße auf den Kopf („Beulen") langfristig beeinträchtigt werden.

Selbst wenn die frühkindliche Entwicklung günstig verlaufen ist, sorgt die sitzende Lebensweise in Schule und Freizeit für Haltungsschäden, die sich wiederum auf die Durchblutung und nervöse Versorgung des Kopfes auswirken können. Verspannte Nacken- und Schultermuskeln sind die Ursache von Kopfschmerzen bis hin zur Migräne, sie können Augenflimmern und andere Sehstörungen hervorrufen. Die harten, verspannten Muskeln ziehen schließlich Brust- und Nackenwirbel in eine falsche Position, wodurch die Beschwerden sich verschlimmern und verfestigen.

Bildschirmarbeit oder Fernsehen fördert neben der Belastung der Wirbelsäule und der Muskulatur die Entstehung trockener Augen und die Entwicklung von Fehlsichtigkeit. Bei der Arbeit am Bildschirm brauchen wir vor allem eine zentrale Blickrichtung, und schnelle kleine Hin- und Herbewegungen. Durch das Flimmern des Bildschirms dauert es länger, bis die erhaltene Information registriert wird, zum Ausgleich ist erhöhte Aufmerksamkeit nötig. Räumliches und seitliches Sehen und die Nah- und Ferneinstellung des Auges werden nicht gebraucht. Diese Fähigkeiten verkümmern dann auch nach und nach. Unwillkürlich neigen wir dazu, die Augen starr auf den Bildschirm gerichtet zu halten. Das Blinzeln, das für die Entspannung der Augen und die Verteilung der Tränenflüssigkeit sorgt, entfällt, und beides führt schließlich zu einem geröteten, brennenden Auge. Da Arbeit am PC heute in fast allen Berufen den größten Teil der Tätigkeit ausmacht und mehrere Stunden Fernsehen zur üblichen Freizeitbeschäftigung gehören, ist das „trockene Auge" heute zu einem Volksleiden geworden.

Lesen muss die Augen nicht anstrengen, aber eine ungünstige Körperhaltung beim Lesen, ein unpassender Abstand zwischen Auge und gelesenem Text sowie schlechte Lichtverhältnisse können auf Dauer eine Fehlsichtigkeit hervorrufen.

Da die Leber unmittelbar an der Erneuerung der Augen beteiligt ist, aber auch sonst als chemische Zentrale des Körpers auf alle Stoffwechselprozesse Einfluss hat, wird eine verminderte Leberfunktion immer Auswirkung auf die Augen haben. Gestört sein kann die Erneuerungsfunktion der Leber schon lange , bevor sich dies zum Beispiel in Blutwerten zeigt! Schulmedizinische Diagnostik reagiert erst auf Krankheitssymptome, im Gegensatz zu den meisten naturheilkundlichen Untersuchungsverfahren, die schon frühzeitig kleine Fehlfunktionen und Störungen aufspüren können. Diese sind dann auch noch leichter zu korrigieren.

Wird aufgrund von Fehlsichtigkeit auf Sehhilfen, also Brillen und Kontaktlinsen, ausgewichen, verschlechtert sich die Sehkraft weiterhin. Das erscheint zunächst erstaunlich, es ist aber einem ungebrauchten Muskel vergleichbar, der sich deshalb zurückbildet. Wird die Kurzsichtigkeit mit Hilfe von ausgleichenden Augengläsern korrigiert, passt sich das Auge an die verminderte Anforderung an und reagiert mit einer zunehmenden Schwäche. Gute Augenärzte wissen das und verordnen eine stärkere Brille nur zögernd. Wer schon Brillen und Kontaktlinsen verwendet, sollte sie so selten wie möglich benutzen und nach Unterstützung suchen, um sich schrittweise aus dieser Abhängigkeit zu befreien.

Nicht zuletzt prägen unsere Denkmuster den Zustand der Augen. Dabei handelt es sich um eine Wechselwirkung. Tatsächlich können seelische Verhaltensmuster Augenkrankheiten erzeugen – schließlich ist das ja auch mit allen anderen Organsystemen so. Wenn aber die Augen zum Gesundheitsproblem werden, wird mit Sicherheit bereits eine Veranlagung zur Krankheit vorgelegen haben. Wir kennen ja auch aus dem alltäglichen Sprachgebrauch den Begriff „kurzsichtig". Damit meinen wir eine Herangehensweise, die eine Situation nicht auf ihre Entwicklung, also auf lange Sicht hin, beurteilt. Ein weitsichtiger Mensch dagegen bezieht gerade die zukünftige Entwicklung einer Sache in seine Überlegungen und Entscheidungen ein. Liegt nun eine Kurz- oder Weitsichtigkeit vor, so erzeugt sie auch eine entsprechende Seelenhaltung. Möglicherweise war die Psyche oder das Denken nicht die Ursache, aber nun, da eine Fehlsichtigkeit da ist, prägt sie auch das Verhalten des Menschen. Daher ist auch der Umkehrschluss berechtigt: Wenn ein kurzsichtiger Mensch sich in weitsichtigem Denken und Betrachten übt, wird er feststellen, dass sich seine Sehstörung nach und nach bessert, sicherlich aber nicht verschlechtert. Umgekehrt kann sich ein weitsichtiger Mensch im Betrachten der Details üben. Kurzsichtigkeit tritt häufig im Kindes- und Schulalter auf, es kann durchaus mit einem Bemühen des Kindes, sich anzupassen und den schulischen Anforderungen zu entsprechen, in Zusammenhang gebracht werden. Zuweilen gleicht sich auch eine Kurzsichtigkeit im mittleren Lebensalter aus, weil die Weitsichtigkeit eher eine Sehstörung des Alters ist. Erinnern Sie sich an die immer weiter wachsende Linse! Veränderungen des Denkens sind langwierige Prozesse, und man muss schon einige Geduld aufbringen, bis sich eine Veränderung als dauerhaft erweist – das ist die Schwierigkeit dabei.

Lang anhaltender seelischer Druck kann, in Kombination natürlich mit einer anatomischen Disposition, wie etwa einer Schiefstellung des Keilbeins, zu einem erhöhten Augeninnendruck führen. Allerdings werden mit der Bezeichnung „Glaukom" viele verschiedene Erscheinungsformen – und ihre Ursachen – des Augendrucks zusammengefasst, ähnlich wie bei Rheuma, deshalb sind Vereinfachungen hier nicht angebracht. Das Glaukom ist unbedingt behandlungsbedürftig, da es zur Erblindung führen kann.

Versiegt die Tränenflüssigkeit, kann der Mensch seinen Tränen keinen freien Lauf mehr lassen, so findet er auch nicht mehr zu der Lösung und Entspannung, die das Weinen bei Schmerz und Kummer verschafft. Ein immerzu tränendes Auge wiederum verhindert, dass der Entspannung wieder eine Festigung folgt, die Person zerfließt sozusagen unaufhörlich in ihrem Schmerz. In beiden Fällen kann die Auseinandersetzung mit Kummer und Schmerz allmählich zu einer Regulierung der Situation führen. Das gilt übrigens auch dann, wenn das Tränen allergisch bedingt ist.

Ist das Auge gerötet, zeigt sich auch hier eine anhaltende seelische Spannung. Warum „sieht der Mensch rot"? Hier kann es das Ziel sein, eine Ausdrucksform für Zorn oder Ärger zu finden, die nicht zerstörerisch ist, dann kann sich nach und nach das Symptom zurückbilden.

Der graue Star, eine Erkrankung, die unbehandelt zur Erblindung führt, zeigt eine Seelenlage, in der ich nicht mehr sehen möchte, was um mich herum geschieht. Auch der Katarakt ist eine Erkrankung des Alters, da will der alternde Mensch einfach nicht mehr sehen, weil er an keine Perspektive in seinem Leben mehr glaubt. Allerdings, auch hier ist eine Vereinfachung nicht angesagt. Der graue Star zeigt eine Verschlackung des Stoffwechsels an, es handelt sich also um eine allgemeine Erkrankung des Körpers, das Augenleiden ist dann lediglich eines der Symptome. Auch dies führt zu einer seelischen Haltung, der des Überdrusses oder auch des „Giftigseins". Die gleiche Erkrankung hat nicht immer die gleiche Ursache. Zur Umpolung des Denkens gehört deshalb eine genaue Ursachenforschung, nur so wird ein erfolgreicher neuer Denkansatz gefunden.

Makuladegeneration und Netzhautablösungen sind Erkrankungen, die eine Lebensmüdigkeit, ja fast Todessehnsucht aufzeigen, sie gelten als Erkrankungen des hohen Alters. Eine Netzhautablösung kann auch als Folge starker Kurzsichtigkeit auftreten. Der Kurzsichtige gibt mit der Netzhautablösung sein ständiges Bemühen um Anpassung und angestrengtes Sehen auf, er kann nicht mehr sehen.

Müde und überanstrengte Augen sind anfällig für Erkrankungen aller Art. Auf jeden modernen Menschen trifft eine der bisher aufgezählten Risikofaktoren für Augenleiden zu, meistens sogar mehrere. Lassen Sie es also gar nicht erst zur Krankheit kommen!

Auch wenn Sie noch gut sehen und keinerlei Augenprobleme haben, wäre es gut, sich einige der folgenden Augenübungen anzueignen und sie täglich anzuwenden. Wenige Minuten für Entspannungstechniken für das Auge können viel bewirken, wenn man sich nur regelmäßig diese Zeit nimmt. Die wohltuende Wirkung zeigt sich so unmittelbar, dass Sie es auch gerne tun werden!

Sich selbst in die Augen schauen

Das gesunde Auge strahlt – das entsteht aus einem Zusammenspiel der reinweißen Sklera und der farbigen Iris und den Gefühlen, die sich durch das Auge äußern. Die Pupille kann sich, entsprechend dem Lichteinfall, vergrößern oder zusammenziehen, sodass auch helleres Sonnenlicht gut vertragen wird. Sowohl in der Nähe wie auch in der Ferne ist das wahrgenommene Bild scharf, plastisch und farbig. Die Augenlider haben eine gesunde Hauttönung, auch unter- oder oberhalb der Augen gibt es keinen Hof spezieller Färbung oder gar eine Schwellung. Die Wimpern und Brauen sollten dicht stehen. Sie betonen – neben ihrer anatomischen Schutzfunktion – auch noch den Ausdruck der Augen. Da die Augen ein Spiegel der Seele sind, sollten sich vor allem Liebe und Freude in Ihren Augen spiegeln, was ein ganz besonderes Strahlen hervorruft, aber auch Interesse und gelegentlich Leid oder Kummer. Selbstverständlich verfügt das gesunde Auge auch über einen ausreichenden Tränenfluss, der es befeuchtet und desinfiziert und bei starken Gefühlen auch eine emotionale Entspannung durch Weinen ermöglicht. Ein gesunder Mensch bewegt seine Augen beim Sehen und blinzelt häufig, ohne dass dies einen nervösen Eindruck macht.

Sieht Ihr Auge so aus?

Oder haben Sie sich das Buch gekauft, weil Sie etwas für Ihre Augen tun wollen? Tragen Sie bereits Sehhilfen? Haben Sie vielleicht gerade erfahren, dass Sie an einer Augenerkrankung leiden, die Ihre Sehkraft in Gefahr bringt, wie grauer oder grüner Star, oder gar einer Makuladegeneration? Plagt Sie jedes Jahr, wenn die anderen sich an Frühling und Sonnenschein erfreuen, eine allergische Reizung der Augen, die Ihr Gesicht entstellt und überdies Ihre Sehkraft schwächt?

Brauchen Sie wirklich eine Brille, um besser zu sehen? Haben Sie bereits versucht, die Sehhilfe abzulegen? Haben Sie tatsächlich von Ihrer gefährlichen Augenerkrankung etwas wahrgenommen, oder stehen Sie der Aussage des Augenarztes eher fassungslos gegenüber? Vielleicht haben Sie, ganz im Gegenteil, das deutliche Gefühl, das da „etwas" nicht stimmt, weil Ihre Lider oder Augen dauernd gerötet sind und brennen, und sind mit einem leicht gelangweilten Schulterzucken und einem Rezept für Augentropfen fortgeschickt worden.

Ziel dieses Kapitels ist, dass Sie sich selbst einmal tief in die Augen schauen – nicht nebenbei, während des Zähneputzens, und auch nicht im Hinblick auf die gelungene Rasur oder das perfekte Make-up.

Der Spiegel liefert letzten Endes kein genaues Abbild, schließlich sehen wir uns mehr oder weniger seitenverkehrt. Aber immerhin ist das Spiegelbild genauer und schärfer als das bewegte Selbstbild in einem Wasserteich oder See.

Betrachten Sie also Ihre Augen. Zunächst den Hof um die Augen: Haben Sie unter den Augen Schatten? Ist der Schatten kreisrund und schwarz oder nur angedeutet? Vertieft er sich in Richtung Nasenwurzel zu einer tiefen Kerbe? Dann sind Sie sicherlich schon lange erschöpft, weil Sie über Ihre Kräfte leben. Wahrscheinlich fehlt Ihnen ausreichend Schlaf. Auch der Mineralstoffhaushalt wird nicht im Gleichgewicht sein.

Haben Sie auf dem Oberlid bräunliche Schatten? Dann dürfte sich einiges an Schlacken in Ihrem Organismus angesammelt haben, vermutlich werden sich auch Hautunreinheiten oder eine Allergiebereitschaft zeigen.

Ist der Bereich unter Ihrem Auge geschwollen, fast zu einem Tränensack aufgedunsen? Dann wäre es sicherlich ratsam, Ihren Nieren mehr Beachtung zu schenken.

Sind die Oberlider geschwollen? Auch hier stimmt etwas mit dem Wasserabtransport nicht, womöglich gibt es insgesamt einen Lymphstau im Körper.

Haben Sie an der Außenseite der Augen Falten, auch Krähenfüße genannt? Es fehlt Ihnen an Mineralstoffen, die zur Zellerneuerung gebraucht werden.

Das Gleiche gilt, wenn sich ober- beziehungsweise unterhalb des Auges würfelförmige Falten gebildet haben.

Sind die Lidränder rot und entzündet? Wenn das nur abends auftritt, ist es ein Zeichen, dass Sie mehr Augenentspannung, wie nachfolgend geschildert, üben sollten. Ihre Augen werden durch ihr Tagwerk überanstrengt. Sind die Lidränder auch morgens schon rot, handelt es sich um eine Entzündung. Ist dies schon lange so, leiden Sie an einer Abwehrschwäche oder auch einer Fehlsteuerung des Immunsystems in Form einer Allergie.

Wie sieht das Weiß in Ihren Augen aus? Wenn das Weiß gleichzeitig leuchtet und glänzt, könnte ein Problem der Schilddrüse vorliegen. Gelbe Verfärbung weist auf ein Leber- oder Gallenblasenleiden hin. Rote Äderchen, die das Weiße durchziehen, sind Merkmal einer Abflussstörung der kleinen Blutgefäße.

Wölbt sich der Augapfel wie aus der Augenhöhle heraus? Eine Schilddrüsenkrankheit kann die Ursache sein.

Ist das Auge insgesamt gerötet? Vielleicht fehlt es Ihnen an Tränenflüssigkeit. Oder die Augen sind durch langes Starren – auf den Bildschirm von PC oder Fernseher – ausgetrocknet. Möglich ist auch eine allergische Bindehautentzündung.

Wenn Ihr Auge außerdem Schleim absondert, liegt wahrscheinlich eine infektiöse Bindehautentzündung vor.

Bei einem immerzu tränenden Auge kann eine allergische Reizung vorliegen, aber auch eine seelische Anspannung. Ein Auge, das nur bei Wind, Kälte oder überhaupt im Freien tränt, weist wiederum auf einen Mineralstoffmangel hin.

Wie sieht es mit der Sehkraft aus? Treten Sie etwas zurück vom Spiegel. Sehen Sie aus der Ferne besser, oder wird alles unscharf? Das wäre ein Hinweis auf Kurz- oder Weitsichtigkeit oder eine beginnende Alterssichtigkeit.

Decken Sie einmal das rechte und dann das linke Auge ab. Gibt es ein schwächeres Auge, oder sehen Sie mit beiden Augen gleich scharf? Strengt Sie das Sehen an? Dann könnte eine Hornhautverkrümmung vorliegen.

Betrachten Sie nun die Iris. Welche Farbe hat Ihr Auge? Wenn Sie genau hinsehen, entdecken Sie innerhalb der Iris eine Vielzahl von Formen und unterschiedlichen Farbtönen. Kundige Diagnostiker, welche die Irisdiagnose beherrschen, können aus diesen kleinen Unterschieden den Zustand aller Organe des Körpers diagnostizieren.

In der Mitte der Iris liegt die schwarze Pupille. Ist diese gerade weit oder eng gestellt? Wenn Sie mit einer Lichtquelle spielen können, tun Sie es, um die Weit- und Engstellung einmal genau zu beobachten.

Sind Ihre Augen allgemein lichtempfindlich? Sehen Sie gut bei Dunkelheit?

Erkennen Sie Farben gut, und erscheinen sie Ihnen leuchtend?

Erleben Sie Formen plastisch?

Die letzten Fragen können Sie vielleicht nicht vor dem Spiegel beantworten, machen Sie also Ihre Sehversuche am Fenster oder im Freien.

Nach dieser eher distanzierten Analyse beobachten Sie einmal den Ausdruck Ihrer Augen, wenn Sie sich in Gefühle hineinversetzen. Erinnern Sie sich an eine Situation, in der Sie sich heftig geärgert haben. Wie wirken Ihre Augen jetzt?

Vergegenwärtigen Sie sich eine tiefe Enttäuschung

in Ihrem Leben, wie zum Beispiel Liebeskummer! Sehen Sie den Kummer in Ihren Augen?

Wie ist es mit Freude? Strahlen Ihre Augen, wenn Sie Freude erinnern?

Denken Sie jetzt an den Menschen, den Sie am meisten lieben. Erfüllen Sie sich mit diesen Gefühlen der Liebe. Wie gefällt Ihnen jetzt der Ausdruck Ihrer Augen?

Wahrscheinlich sind sie weicher, wärmer, und auch der gesamte Gesichtsausdruck verändert sich im Glanz dieses Gefühls.

Und nun schauen Sie sich selbst mit diesem tiefen Gefühl der Liebe an. Ein erstaunliches Erlebnis, nicht wahr? Liebe zu sich selbst und für Ihre Augen ist der Schlüssel zur Gesundheit. Selbstliebe kann Sie dazu bringen, sich für sich selbst Zeit zu nehmen – und Ihren Augen zuliebe die folgenden Übungen in Ihren Alltag zu integrieren.

Was Brauen, Wimpern und Augenform über Sie verraten

Körperzeichen sind die Aussagen Ihres Leibes über Sie selbst. Die Form, die Stellung Ihrer Augen bestimmt den persönlichen Blickwinkel. Und die Art, wie Sie sehen, prägt Ihren Charakter, Ihre Verhaltensweisen und wirkt auf andere Menschen. Mit unseren körperlichen Merkmalen senden wir Signale aus, die von den Personen unserer Umgebung empfangen werden, ob wir uns dessen bewusst sind oder nicht. Da Sie sich nun selbst so gründlich betrachtet haben, ist Ihnen ja vielleicht das eine oder andere aufgefallen. Hier finden Sie einige Körperzeichen der Augenregion in Kürze. Ausführlicher wird dieses Thema in meinem Buch „Körperzeichen"[1] behandelt.

Die Augenbrauen

Die Augenbrauen bilden eine Grenze zwischen der Stirn und dem unteren Bereich des Gesichts. Ebenso wie die Wimpern tragen die Augenbrauen viel zum Ausdruck der Augen bei. Eine Deutung im nachfolgenden Sinn ist natürlich nur möglich, wenn keine kosmetischen

---

1 Anne Biwer: Körperzeichen. Die wichtigsten Merkmale von Gesicht und Körper erkennen und deuten. Darmstadt 2004

Veränderungen daran vorgenommen wurden. Bei gesunden Menschen behalten die Augenbrauen und Wimpern ihre natürliche Farbe länger als das Haupthaar. Deshalb ist ein frühzeitiges Ergrauen der Augenbrauen als Krankheitszeichen zu werten. Einseitige Veränderungen an den Brauen sind ebenfalls ein Hinweis auf gesundheitliche Störungen.

Sowohl die geraden wie auch die nach auswärts gebogenen Augenbrauen finden sich bei Männern und bei Frauen gleichermaßen. Eine Häufigkeit im Sinne der Tradition der physiognomischen Deutung kann aber schon festgestellt werden. Also mehr gerade Augenbrauen bei Männern und häufiger nach auswärts gebogene Augenbrauen bei Frauen.

Gerade Augenbrauen verraten Folgendes über die Person: zurückhaltender, gefühlsmäßiger Ausdruck, geplantes, zielstrebiges Handeln.

Bei *gebogenen Augenbrauen* befindet sich der höchste Punkt seitlich von der Pupille in Richtung Schläfe. Ausgeprägter gefühlsmäßiger Ausdruck ist die wichtigste Äußerungsmöglichkeit dieses Menschen.

Menschen mit *halbkreisförmigen Augenbrauen* streben nach Harmonie und Einklang mit anderen.

Menschen, denen kreative Gestaltung wichtig ist, haben einen *Augenbrauenwinkel*.

Menschen mit *tief liegenden Augenbrauen* sind zwanglos und aufgeschlossen.

Menschen mit *hohen Augenbrauen* brauchen Abstand und Förmlichkeit, vor allem, wenn Neues auf sie zukommt.

Menschen mit *schiefen Augenbrauen* neigen dazu,

ihre Interessen rücksichtslos und selbstbezogen durchzusetzen.

Wimpern

Dichte dunkle Wimpern schützen das Auge nicht nur vor zu starkem Lichteinfall, sie machen den Blick auch lebendiger und lassen das Auge ausdrucksvoller erscheinen. Deshalb wird auch hier kosmetisch viel verändert, vor allem von Frauen. Um die Wimpern in eine Deutung einzubeziehen, sollte deshalb stets ein ungeschminktes Auge betrachtet werden. Fehlende oder ausfallende Wimpern sind als Krankheitszeichen zu werten, da dies normalerweise erst im hohen Alter auftritt.

Mit *gewellten langen Wimpern* ist die Wahrnehmung der Außenwelt träumerisch, wie dämmerhaft, und leicht sentimental.

Mit *kurzen geraden Wimpern* wird die Außenwelt dagegen nüchtern und realistisch wahrgenommen.

Augenlider

Die Augenlider dämpfen, wie die Wimpern, zu starkes Licht. Durch die Fähigkeit, sich zu schließen, schützen sie das Auge auch vor Verunreinigungen und bis zu einem gewissen Grad vor Verletzungen. Der unbewusste Lidschlag hilft außerdem das Auge zu befeuchten, indem er den feinen Flüssigkeitsfilm, welcher das Auge überzieht, immer wieder neu verteilt. Am Zustand der Ober- und Unterlider lässt sich eine

Vielzahl von körperlichen Ungleichgewichten ablesen. Am bekanntesten sind wohl die dunklen Augenschatten bei Erschöpfung. Im Alter und bei Müdigkeit senken sich die Oberlider zunehmend, um auf diese Weise das überanstrengte Auge zu schützen. Denn je tiefer sich die Oberlider senken, umso kleiner ist das Gesichtsfeld und der Lichteinfall. Schwellungen der Lider deuten meist auf Störungen der Nierenfunktion oder Herzschwäche hin. Die Haut unter den Augenbrauen kann eine Falte bilden und das Oberlid teilweise oder vollständig bedecken.

Das obere Augenlid ist sichtbar: Der Mensch geht direkt mit Gefühlen um und handelt aufgrund von Emotionen rasch und impulsiv.

Das obere Augenlid ist bedeckt: Der Mensch rationalisiert Gefühle und lässt sich erst dann von Gefühlen zur Handlung treiben, wenn er sie analysiert und verstanden hat.

Das obere Augenlid hängt über dem Auge: Der Mensch verschließt sich dadurch äußeren Eindrücken. Dies kann ein vorübergehender Zustand, bedingt durch Erschöpfung, sein.

Das Auge ist weit geöffnet: Dies zeigt rasche Auffassungsgabe und hellwache Wahrnehmung.

Das Auge

Das Auge gilt als Fenster der Seele. Der Eindruck, den wir von einem Gesicht haben, wird wesentlich vom Auge bestimmt. Die physiognomische Bewertung des Auges hat eine reiche jahrhunderte-, ja jahrtausendealte Tradition. Dabei wird sowohl das Auge selbst wie auch seine anatomische Lage bewertet. Leuchtende Augen gelten als schön und gesund, aber auch hier gibt es Ausnahmen. Bei Tuberkulosekranken etwa werden die Augen besonders strahlend, und auch bei beginnender Schilddrüsenüberfunktion glänzen die Augen stärker. Schließlich kennt auch jeder die fieberglänzenden Augen. Trübe Augen sind in jedem Fall ein gesundheitliches Warnzeichen.

Je weißer die Sklera (eben das „Weiße" im Auge), umso schöner wirkt das Auge. Rötungen sind ein Zeichen für trockene oder entzündete Augen, deutlich sichtbare rote Äderchen ein Hinweis auf einen Stau der Gefäße im Augenbereich. Eine große Iris wird als schön erlebt, und tatsächlich deutet sie auch auf eine besondere Offenheit der Wahrnehmung hin. Alle Kleinkinder haben eine große Iris, mit zunehmendem Alter verkleinert sie sich normalerweise.

Zusammen mit den Wangenknochen bilden die Augen die breiteste Stelle des Gesichts. Diese wird im Verhältnis zur Gesichtslänge bewertet. Dabei springen die Extreme auch ohne Messung deutlich ins Auge des Betrachters! Die Gesichtshälften eines Menschen sind niemals völlig gleich. Besonders stark zeigt sich dies in der Lage der Augen. Auch diese liegen in den seltensten Fällen ganz genau auf einer Ebene.

Lage der Augen rechts und links genau gleich: Dies ist nicht so häufig. Menschen mit dieser Augenplatzierung haben es schwer, eine Angelegenheit von zwei Seiten aus zu sehen.

Lage der Augen rechts und links sehr verschieden: Menschen mit dieser Augenplatzierung wechseln oft in der Wahrnehmung einer Situation von einem Standpunkt auf den anderen.

Lage der Augen rechts-links leicht unterschiedlich: Diese Augenplatzierung ist die günstigste. Der Mensch kann eine Situation von verschiedenen Seiten aus betrachten. Sein Verhalten ist dadurch der jeweiligen Situation angemessen.

Die Augenregion betrifft die Zone von einem äußeren Augenwinkel zum anderen. Sie wird im Verhältnis zur Gesichtslänge bewertet.

Augenregion breit: Selbstsicherheit, Wunsch, sich unmittelbar am Geschehen zu beteiligen.

Augenregion schmal: vorsichtiges Vorgehen.

Augenregion ausgewogen: Der Mensch kann sich, je nach Situation, vorsichtig oder unmittelbar verhalten. Die Selbstsicherheit ist normal ausgeprägt, bei Bedarf ist auch vorsichtiges Verhalten möglich.

Augenabstand

Mit Augenabstand ist die Entfernung von einem inneren Augenwinkel zum anderen gemeint.

Geringer Augenabstand: Eigene Fehler und die anderer Menschen werden schwer ertragen, enge Sichtweise von Problemen und Situationen.

Weiter Augenabstand: Fehler werden nicht ernst genommen, offene Betrachtung von Situationen und Problemen.

Als *normaler Augenabstand* wird etwa eine Augenlänge gewertet. Dies ist die ausgewogene Form. Je nach Situation wendet der Mensch eine offene oder engere Betrachtungsweise an. Fehler werden gemäß ihrer Bedeutung abgelehnt oder toleriert.

Iris

Die Iris ist das farbige Rund im Augenweiß. Die Iris wird umso schöner empfunden, je größer sie ist.

Große Iris: Offenheit für alle Arten von Wahrnehmung, gefühlsmäßiger Ausdruck ist lebenswichtig.

Kleine Iris: Verschlossenheit, vor allem in gefühlsmäßiger Wahrnehmung und im Ausdruck von Gefühlen. Häufiger bei Männern.

Normal große Iris: Gefühle können der Situation angemessen ausgedrückt werden. Wahrnehmung von Gefühlen ist möglich, bei Bedarf kann der Mensch diese Wahrnehmung auch einschränken.

Entspannung für die Augen

Arbeit am Bildschirm, fernsehen am Abend und gelegentlich lesen, das sind die Tätigkeiten, die mittlerweile bei sehr vielen Menschen den größten Teil des Alltags bestimmen. Sie führen zu einem angespannten, überanstrengten Auge. Wenn Sie kurz- oder weitsichtig sind und Kontaktlinsen oder Brillen verwenden, eine Hornhautverkrümmung haben oder ein anderes Augenleiden, sind die Augen eigentlich schon durch das normale Sehen angestrengt. Wer sich viel in geschlossenen Räumen mit elektrischem Licht aufhält, strapaziert die Augen ebenfalls. Seelische Anspannung überhaupt oder Übermüdung und Überforderung werden immer eine schlechtere Sehqualität zur Folge haben.

Der Pionier der ganzheitlichen Augenübungen ist der amerikanische Arzt Dr. W. H. Bates, der Anfang des 20. Jahrhunderts in New York praktizierte. Er erreichte geradezu spektakuläre Heilerfolge bei Augenleiden mit einigen einfachen Augenübungen, die er schließlich in seinem Buch „Perfect Sight Without Glasses" (Einwandfreies Sehen ohne Brille) darstellte. Damals löste er, trotz seiner sichtbaren Erfolge, bei seinen Kollegen einen Sturm der Entrüstung aus. Eine Anerkennung der sogenannten wissenschaftlichen Medizin stellt sich bis heute nur zögernd ein.

Aber nach und nach haben einige Krankenkassen Angebote zur Augenentspannung und Sehtraining in ihr Kursprogramm aufgenommen. Von Ihrem schulmedizinisch orientierten Augenarzt werden Sie vermutlich ein gleichmütiges Schulterzucken ernten, wenn Sie von Ihrer Absicht sprechen, die Sehkraft mit Hilfe von Augenübungen zu stärken. Wahrscheinlich wird er Ihnen sagen, dass diese nicht schaden, aber sicherlich auch nichts nützen werden. Lassen Sie sich davon nicht entmutigen! Beginnen Sie mit den Übungen, lassen Sie regelmäßig Ihre Sicht kontrollieren, und der Arzt wird selbst feststellen, dass sich Ihre Sehkraft verbessert. Aber von der Zusammenarbeit mit Augenärzten später mehr (im Kapitel „Ganzheitliche Behandlung von Augenleiden").

Lesen Sie sich die folgenden Übungen zur Entspannung der Augen zunächst einmal durch. Sie sind allesamt sehr einfach und erfordern wenig Zeitaufwand. Erfolg werden Sie aber nur haben, wenn Sie tatsächlich einige davon täglich ausführen. Augenentspannung sollte ein fester Bestandteil Ihres Alltags werden! Die Augen werden dadurch besser durchblutet, denn jede Art Anspannung der Muskeln und Bänder kann die Blutzufuhr blockieren. Auch die zahlreichen Nerven, die das Auge versorgen, können durch verhärtetes, verspanntes Gewebe in ihrer Funktion gestört werden. Entspannen Sie – die Augen werden es Ihnen mit Leuchtkraft und zunehmender oder bleibender Sehkraft beweisen.

Kaltwasseranwendung

Legen Sie die Brille ab, beziehungsweise entfernen Sie die Kontaktlinsen!

Hier eine Übung, die sich sehr gut für den Morgen eignet. Es handelt sich sozusagen um eine Kneipp-Kur für die Augen.

Ausführung: Gehen Sie möglichst bald nach dem Aufwachen zum Waschbecken, und lassen Sie das Wasser so lange fließen, bis es recht kalt aus dem Hahn kommt. Legen Sie ein weiches Handtuch griffbereit. Beugen Sie sich mit geschlossenen Augen über das Waschbecken, und bilden Sie aus beiden Händen eine Schale, in die Sie das kalte Wasser einlaufen lassen. Wenn Ihre Handschale voll Wasser ist, spritzen Sie es auf das geschlossene Auge. Wiederholen Sie dies an jedem Auge zehnmal. Danach trocknen Sie die immer noch geschlossenen Augen mit dem Handtuch ab. Öffnen Sie die Augen erst, wenn sie völlig trocken sind. Danach können Sie eine milde Augencreme auf der zarten Haut der Augenpartie verteilen.

Diese Übung belebt und regt die Durchblutung der Augen an. Sie können sie natürlich am Abend noch ein zweites Mal ausführen, besonders dann, wenn die Augen sich brennend und überanstrengt anfühlen. Achten Sie stets darauf, dass die Augen geschlossen bleiben, bis Sie sie völlig abgetrocknet haben! Bei sehr kalkhaltigem Leitungswasser kann es sonst sein, dass die Augen gereizt werden und vorübergehend gerötet sind.

Dunkelheit im Sitzen

Diese Übung zur Augenentspannung sollten Sie immer dann durchführen, wenn Sie über längere Zeit lesen, fernsehen oder am PC arbeiten. Wenn bereits eine Sehstörung vorliegt, ist diese Augenentspannungsübung besonders wertvoll, weil sie die Anspannung, die unbewusst unternommen wird, um alles richtig zu sehen, wieder lösen

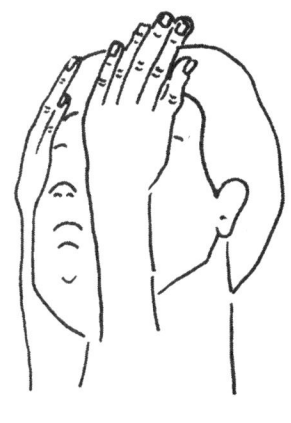

hilft. Auch an hellen Sonnentagen werden Sie die Erfrischung, welche der Übung folgt, sofort bemerken. „Trockene" Augen werden fast unmittelbar nach der Übung wieder feucht.

Ausführung: Setzen Sie sich bequem hin, stützen Sie die beiden Ellbogen auf einen Tisch. Beugen Sie nun den Nacken, und legen Sie das Gesicht so in beide Hände, dass die Handteller genau um das Auge herum zu liegen kommen: der untere Teil des Handtellers (oberhalb des Handgelenks) auf den Wangenknochen, die obere Hälfte der Handteller (unter den Fingeransätzen) auf den Augenbrauen. Schließen Sie die Augen, und halten Sie die Handteller möglichst geschlossen, sodass eine tiefe Dunkelheit um Ihre Augen herum entsteht. Bleiben Sie so etwa fünf Minuten sitzen. Natürlich ist auch ein kürzerer

Zeitraum möglich und bereits wohltuend, aber fünf Minuten wären ein ideales Maß. Danach lösen Sie die Hände, richten sich auf und halten die Lider noch einige Sekunden geschlossen, bevor Sie langsam wieder die Augen öffnen. Sie spüren die Erfrischung sofort!

Diese Übung dient der Entspannung der Augen, indem sie die Reizüberflutung unterbricht. Im Prinzip ist es ein verlängerter Lidschlag, bei dem ja auch für den Bruchteil einer Sekunde eine absolute Schwärze entsteht, die alle vorherigen Eindrücke auslöscht. Durch die Position der Handteller berühren und stimulieren Sie auch Akupressurpunkte (s. Kapitel „Ganzheitliche Behandlung von Augenleiden"). Wenn Sie mit anderen Menschen in einem Raum zusammenarbeiten, sollten Sie diese vorher besser informieren, dass Sie eine Augenentspannung durchführen. Die Geste des in die Hände aufgestützten Kopfes wird oft als Schwäche, Verzweiflung oder Ähnliches gewertet, und dies könnte zu besorgten Fragen nach Ihrem Zustand führen, die Sie und Ihre Augenentspannung stören würden.

Dunkelheit im Liegen

Legen Sie die Brille ab, beziehungsweise entfernen Sie die Kontaktlinsen!

Wenn Sie einmal eine ausgedehnte Mittagspause haben oder abends übermüdet und angespannt von der Arbeit nach Hausekommen, dient diese Übung nicht nur den Augen, sondern der Regeneration des gesamten Körpers. Da Sie sich dazu hinlegen müssen, ist der Arbeitsplatz dafür nur bedingt geeignet. Wählen Sie also einen Ort, an dem Sie ungestört liegen können, Ihr Bett oder das Sofa, eventuell auch eine gepolsterte Matte am Boden. Ein Kopfkissen, das den Nacken gut stützt, sollte auch vorhanden sein. Manche Menschen brauchen auch ein Kissen in den Kniekehlen, um den unteren Rücken optimal zu entspannen. Entscheidend ist, dass Sie sich wirklich bequem hinlegen. Finden Sie heraus, welche Position bei Ihnen persönlich dafür die richtige ist! Wenn Ihre Zeit begrenzt ist, stellen Sie einen Wecker oder Ähnliches in unmittelbarer Nähe auf, sodass es Ihnen möglich ist, ihn mit geschlossenen Augen abzuschalten, und stellen Sie die Zeit ein, die Sie zur Verfügung haben. Jetzt brauchen Sie noch ein Augenkissen. Geeignet dafür sind Kissen aus tiefdunkelblauer Seide, mit einem leichten Material gefüllt – zum Beispiel mit Lavendelblüten, deren feiner Duft die Entspannung fördert. Es werden mittlerweile aber verschiedene Augenentspannungskissen im Handel angeboten, sodass es sich lohnt, zu probieren, bis Sie eines gefunden haben, das Ihnen wirklich gut gefällt. Wichtig ist, dass das Kissen leicht ist, beide Augen völlig bedeckt, aber dennoch Luft zum Atmen an die Haut lässt, und aus dunklem Stoff genäht wurde. Wenn Sie über eine Schlafbrille verfügen, wie sie als Reisezubehör für Nachtflüge oder Langstreckenflüge verkauft werden, genügt für den Anfang auch diese. Meist ist sie aus synthetischen Fasern, sodass von einem langfristigen Gebrauch eher abzuraten ist – nur Stoffe aus Naturfasern lassen die Haut atmen. Sie sind deshalb für die empfindliche Augenpartie die beste Wahl. So lange Sie noch nichts Passendes besorgt haben, nehmen Sie einfach ein dunkles weiches Handtuch, falten es zusammen und legen es ebenfalls so über das Gesicht, dass die Augen bedeckt, Nase und Mund aber frei bleiben.

Ausführung: Sorgen Sie dafür, dass Sie nicht gestört werden können, indem Sie beispielsweise das Telefon ausschalten. Eventuell schließen Sie aus diesem Grund auch besser das Fenster. Stellen Sie Ihren Wecker griffbereit, wenn Sie nur begrenzt Zeit zur Verfügung haben und fürchten einzuschlafen. Lockern Sie enge Kleidung, wie Hosen- oder Rockbund, Gürtel etc. Wenn es möglich ist, ziehen Sie die Oberbekleidung völlig aus. Legen Sie sich bequem hin, und bedecken Sie die geschlossenen Augen mit dem Kissen (oder

Handtuch). Wenn Sie eine der im gleichnamigen Kapitel geschilderten Augen-Kuren durchführen, ist eine Kombination möglich. Dann bedecken Sie die Augen mit den getränkten Tüchern oder Pads. Legen Sie eventuell noch ein leichtes Handtuch darüber. Es sollte um Ihre Augen völlig dunkel sein! Nun entspannen Sie sich. Sie können diese Übung mit der nachfolgend dargestellten Visualisierungsübung verbinden oder einfach nur still daliegen. Diese Entspannung sollte mindestens fünf, höchstens fünfzehn Minuten dauern. Wenn Sie noch Mühe haben, den gesamten Körper zu entspannen, lesen Sie in den folgenden Kapiteln, wie eine Tiefenentspannung zu erreichen ist. Wenn Sie aber wirklich bequem liegen, wird es Ihnen wahrscheinlich nicht schwerfallen, zu entspannen, solange es nur ausreichend leise und dunkel ist. Sie werden sich wundern, wie schnell die Zeit vergeht! Wenn nun der Wecker läutet, schalten Sie ihn aus, ohne die Augenbedeckung zu entfernen. Besser ist es natürlich, wenn Sie zur richtigen Zeit „fühlen", dass es so weit ist. Auf diese Weise wird Sie kein schriller Ton aus der Ruhe reißen. Mit einiger Übung wird das auch gelingen. Bis dahin aber benutzen Sie ruhig einen Wecker. Wenn Sie genug Zeit haben für ihre Pause, ist natürlich auch ein kurzes „Schläfchen" erlaubt. Nötig ist es aber nicht.

Nehmen Sie nun das Augenkissen fort, und halten Sie noch etwa zwei Minuten lang die Augen geschlossen. Selbst durch geschlossene Lider wird Ihnen das Licht sehr hell erscheinen! Dann erst öffnen Sie die Augen, stehen auf, und Sie werden merklich erholt und erfrischt Ihren weiteren Tätigkeiten nachgehen können.

Diese Übung dient der Entspannung und Erholung der Augen und des gesamten Körpers. Insbesondere Nacken- und Schultermuskeln können dabei auch optimal entspannt werden, was positive Auswirkungen auf die Durchblutung der Augenpartie und des Kopfes hat.

Lichtbaden in der Sonne

Legen Sie die Brille ab, beziehungsweise entfernen Sie die Kontaktlinsen!

Diese Übung ist wetterabhängig. Sonnenlicht, in Maßen genossen, ist sehr wichtig für die Funktion unseres gesamten Körpers. Der Mensch ist ein Tagwesen, im Gegensatz zu vielen Tieren, die ausschließlich nachts wach sind. Entsprechend lässt es sich ja auch beobachten, dass Menschen, die über längere Zeit im Nachtdienst arbeiten müssen, unter vielfältigen Gesundheitsstörungen leiden. Die ultravioletten Sonnenstrahlen regen über die Netzhaut der Augen das gesamte hormonelle System des Menschen an. Dazu gehören die Geschlechtshormone, aber auch für das Leben fast wichtigere Regelkreise wie die Hormonbildung der Zirbeldrüse, der Hirnanhangsdrüse, der Bauchspeicheldrüse, der Schilddrüse und der kleinen Nebenschilddrüsen oder der Nebenniere. Über das noch immer nicht genau erforschte „Lichthormon" Melatonin beeinflusst Sonnenlicht unser seelisches Wohlbefinden und unsere Stimmung. Wer kennt nicht die Freude, die unser Gemüt erfasst, wenn nach langen Wochen düsteren Wetters plötzlich die Sonnenstrahlen die Natur zum Leben erwecken? Es gibt auch noch ein anderes Organ, durch das wir das Sonnenlicht wahrnehmen, obwohl das Auge sicherlich das wichtigste ist, nämlich die Haut. Als um 1900 herum die Kinder der armen Fabrikarbeiter in dunklen Hinterhofzimmern ohne Fenster aufwuchsen, kaum je ins Freie gebracht wurden, wo überdies die Sonne meist hinter dunklen Ruß- und Rauchwolken verborgen blieb, verbreitete sich die Rachitis und schädigte die Kinder nachhaltig. Bei der Rachitis erweichen die Knochen, verformen sich dadurch und verhärten später in dieser falschen Form – mit vielen negativen Auswirkungen auf das gesamte Leben. Um Vitamin D zu bilden, das ein wesentlicher Faktor für die Knochengesundheit ist, braucht unser Körper Sonnenlicht.

Wie bei allem gilt auch hier: Die Dosis macht das Gift. Fünf bis zehn Minuten Sonnenbestrahlung ist gut, bei längerer Einwirkung der ultravioletten Strahlen, vor allem im Sommer oder in südlichen Ländern, können vom Sonnenlicht sehr gefährliche Wirkungen ausgehen. Der Mensch ist eben ein Wesen, das alles nur dosiert verträgt. So können wir uns ja auch im Wasser aufhalten, aber ebenfalls nur für eine begrenzte Zeit.

Ausführung: Stellen oder setzen Sie sich – je nach Temperatur – so hin, dass die Sonne direkt auf Ihr Gesicht scheint. Schließen Sie die Augen! Halten Sie die Augen während des gesamten Sonnenlichtbades unbedingt geschlossen! Entspannen Sie nun, und genießen Sie die Wärme und das Licht, das durch die geschlossenen Lider fällt. Nach einer Weile können Sie auch leicht den Kopf drehen und mit den Augen nach rechts und nach links schauen, damit möglichst alle Sinneszellen von dem Sonnenlicht bestrahlt werden. Nach dem Sonnenlichtbad drehen Sie Ihr Gesicht zunächst zum Schatten, halten die Augen noch eine Weile geschlossen und öffnen erst dann die Augenlider. Im Winter eignet sich die Mittagszeit, in den Monaten, in denen das Sonnenlicht intensiver strahlt, insbesondere von März bis Ende Juni, wären der Morgen oder der Abend eher geeignet. Es sei noch einmal ausdrücklich betont, dass die Augenlider während der Übung geschlossen bleiben müssen! Auf keinen Fall ist es gut, mit ungeschützten Augen in die Sonne zu schauen. Sollte es keine andere Möglichkeit geben, lässt sich diese Übung auch am geöffneten (!) Fenster ausführen. Durch Glasscheiben fallendes Sonnenlicht hat nicht mehr die gewünschte Wirkung.

Diese Übung dient der Entspannung der Augenmuskeln, die durch die Wärme entspannt und gelockert werden. Über die Netzhaut werden alle hormonellen Regelkreise des menschlichen Körpers harmonisiert. Die Vitamin-D-Bildung wird in Gang gesetzt, was wichtig für gesunde Knochen ist. Die Sinneszellen des Auges werden durch das – indirekte – ultraviolette Licht angeregt. Die Lichtempfindlichkeit der Augen nimmt ab, wenn Sie regelmäßig das Sonnenlichtbad durchführen. Und was besonders erfreulich ist: Ihre Stimmung wird heiter und positiv!

In den blauen Himmel schauen

Farben sind nur im Zusammenhang mit Lichteinfall wahrzunehmen. In der Dämmerung, „wenn alle Katzen grau" werden, reduziert sich das Farbenspektrum auf schwarze, weiße und graue Töne. Am gesündesten und heilsamsten für die Augen sind die Farben der Natur. Im Sinne einer Augenübung sind deshalb die Farben, die wir in der Natur finden, auch diejenigen, welche am heilsamsten auf das Auge wirken. Da viele Menschen aber stundenlang, möglicherweise den ganzen Tag, in geschlossenen Räumen und am PC sitzen, können auch Farbposter oder andere „Farbkleckse" wie Bilder oder farbige Ziergegenstände hilfreich sein. Johann Wolfgang Goethe, den wir alle als Dichter kennen, war auch ein begeisterter Naturforscher. In seiner „Farbenlehre" schilderte er als Erster die Wirkung der einzelnen Farben auf das menschliche Seelenleben. Diesen interessanten Aspekt kann man sich bei der Gestaltung der Wohn- und Arbeitsräume zunutze machen. Persönliche Vorlieben spiegeln immer einen Seelenzustand, und deshalb ist dann auch unsere Lieblingsfarbe diejenige, die uns im Augenblick am meisten guttut.

Blau sehen wir in der Natur im blauen Himmel – sofern die Sonne scheint –, und im Wasser, wenn es den blauen Himmel widerspiegelt. Manchmal erleben wir auch abends einen „nachtblauen" Himmel, aber diese Tönung ist ein wenig zu dunkel für die angestrebte Übung. Blau hat eine beruhigende, erholsame und leicht abkühlende Wirkung (nach Goethe). Deshalb erfrischt Blau auch die Augen. Ein besonderer Wert hat die Blauübung für Menschen, die bereits an einem Glaukom leiden, oder als Vorbeugung für diese Erkrankung. Der grüne Star hat seinen volkstümlichen Namen daher, dass noch vor der Einengung des Gesichtsfelds, der am Glaukom Erkrankte die Blau- und Grüntöne nicht mehr gut wahrnehmen kann; die Wahrnehmung von Rot- und Gelbtönen dagegen wird zunächst nicht beeinträchtigt.

Ausführung: Auch diese Übung ist wetterabhängig. Suchen Sie an einem sonnigen Tag, wenn der Himmel in einem schönen Blau leuchtet, eine Stelle auf, an der Sie ungestört auf dieses Blau schauen können. Stellen oder setzen Sie sich so, dass das Sonnenlicht Sie nicht blendet. Betrachten Sie entspannt den blauen Himmel. Blinzeln Sie, sooft Sie das Bedürfnis dazu spüren, Blinzeln befeuchtet die Augen und löst Spannungen auf. Beobachten Sie die unterschiedlichen Nuancen – das Blau des Himmels ist niemals gleich! Es gibt eisblaue, tiefblaue, türkisblaue und grünblaue Farbtöne – und wahrscheinlich noch unendlich viel mehr, für die wir gar keine Namen mehr finden. Denn auch die aufgezählten Schattierungen erscheinen ja niemals gleich. Sollte es keine andere Möglichkeit geben, lässt sich diese Übung, wie das Sonnenlichtbad, auch am geöffneten (!) Fenster ausführen.

Auf eine grüne Baumkrone
oder Wiese schauen

Grün ist die Farbe der lebendigen Natur, nach Goethe ist sie unmittelbar befriedigend. Grün erzeugt ein körperliches Gleichgewicht und harmonisiert, deshalb ist nach einem anstrengenden Arbeitstag nichts so heilsam wie der Aufenthalt „im Grünen". Zum Glück ist diese Übung auch nicht wetterabhängig, denn Grün leuchtet auch bei grauem Himmel, und in unseren gemäßigten Klimazonen findet sich fast während des gesamten Jahres im Freien etwas Grün. Sicher sind ein Spaziergang oder der kurze Aufenthalt im Garten, Park oder Wald für die Wahrnehmung, das Wohlbefinden und die Entspannung am besten, aber schon eine grüne Topfpflanze im Büro kann das Raumklima beeinflussen. Von besonderem Wert ist die Grünübung beim grünen Star, Blau- und Grüntöne wirken sehr heilsam auf diese Augenerkrankung. Aber es gibt wirklich niemanden, der von der Grünübung nicht profitieren würde, denn Harmonisierung, Zufriedenheit und körperliches Gleichgewicht brauchen wir alle.

Ausführung: Wählen Sie eine Wiese, eine grünbelaubte Baumkrone oder einen Strauch, und schauen Sie entspannt auf das Grün. Blinzeln Sie oft! Beobachten Sie die vielen Grünschattierungen. Das frische Hellgrün des Frühlingslaubs wirkt gänzlich anders als das Dunkelgrün des Spätsommers oder das Graugrün im Winter. Die immergrünen Tannen oder Fichten zeigen sich in einem wundervollen Dunkelgrün. Stellen

Sie sich eine oder mehrere Topfpflanzen an Ihren Arbeitsplatz, und lassen Sie immer wieder Ihren Blick dorthin schweifen. Auch ein Blick aus dem Fenster, wenn draußen ein wenig natürliches Grün zu sehen ist, bewirkt schon etwas. Nicht nur das Auge, der ganze Mensch wird harmonisiert und leistungsfähiger. Auch durch geschlossene Fenster wirkt das Grün noch, aber bei Weitem nicht so tief und heilsam. Üben Sie so oft wie möglich!

Auf Rot, Gelb, Violett schauen

Rot, Gelb und Violett sind Farben des Sonnenauf- und untergangs. Dieses wundervolle Naturschauspiel dauert nur begrenzte Zeit, aber, wenn immer es möglich ist, sollten Sie sich ein solches Erlebnis gönnen. Allerdings ist auch diese Möglichkeit abhängig von Witterung und Jahreszeit. Rot und gelb erscheint zwar auch die Sonne, aber in die Sonne zu schauen ist unter keinen Umständen ratsam, besonders nicht bei beanspruchten oder gar erkrankten Augen. Geeignet sind Blumen, denn diese blühen in allen Farben und sind mittlerweile auch fast das ganze Jahr über erhältlich. Ein blühender Strauß gibt Büro und Wohnzimmer Farbe, kostet nicht viel und ist eine Augenweide.

Rot ist eine belebende, dynamisierende Farbe, aber sie kann auch leicht nervös machen. Bei Kraftlosigkeit oder trüber Stimmung hilft ein warmes Orange, denn es bringt eine Stimmung von Freude, Wärme und

Wohlgefühl. Gelb löst und befreit, all jenen, die sich eingeengt fühlen, bringt das Betrachten der gelben Farbe ein Gefühl der Öffnung.

Violett fördert eine tiefe Ruhe, ohne einzuschläfern, am ehesten vergleichbar mit dem Frieden, der bei Meditation und Tiefenentspannung entstehen kann. Deshalb unterstützt Violett auch diese geistigen Tätigkeiten.

Ausführung: Besorgen Sie sich einen Blumenstrauß oder eine blühende Topfpflanze in der gewünschten Farbe. Für die Augenübung ist es am besten, wenn der Strauß aus Blumen gebunden ist, die den gleichen Farbton haben, also nur Gelb, Orange, Rot oder Violett. Wechseln Sie die Farben aber ab, zum Beispiel eine Woche Rot und eine Woche Gelb. Das Auge und die Seele freuen sich, wenn es immer wieder etwas Neues zu sehen gibt. Schauen Sie entspannt auf die Farben, blinzeln Sie, sooft Ihnen danach zumute ist. Lassen Sie die Farbe auf sich wirken, und nehmen Sie sich einen Augenblick Zeit, um festzustellen, ob tatsächlich die angegebenen Gefühle in Ihnen aufsteigen – oder ganz andere! Manchmal spielen Erinnerungen eine Rolle, wenn Sie bestimmte Farben als unangenehm erleben. Manchmal ist es gerade die Farbe, die unseren größten Mangel spiegelt, zum Beispiel – bei fehlender Entspannung – Nervosität, die in uns zunächst ein weniger erfreuliches Erlebnis auslöst. Aber in den meisten Fällen ist es einfach nur angenehm, die Farbübung mit Blumen durchzuführen. Übrigens entfaltet diese Übung ihre wohltuende Wirkung für das Auge auch dann, wenn Sie dabei im seelischen Bereich gar nichts wahrnehmen!

Versuchen Sie, so oft wie möglich das Farbenspektrum eines Sonnenauf- oder -untergangs zu erleben. Wenn sich ein Regenbogen bildet, dann unterbrechen Sie möglichst für einige Minuten Ihre Tätigkeit, und beobachten Sie ihn. Dies ist nämlich ein eher seltenes Naturschauspiel und ein ganz besonders heilsames Erlebnis für Augen und Seele.

Massage der Augenregion

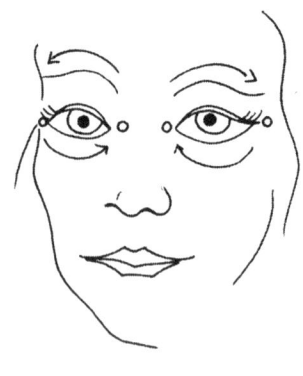

Legen Sie die Brille ab, beziehungsweise entfernen Sie die Kontaktlinsen!

Die Massage der Augenregion lässt sich am besten morgens und abends bei der Körperpflege durchführen. Morgens unterstützt sie die Durchblutung und den Rückgang eventueller Schwel-lungen, die sich während der Nacht um die Augen gebildet haben. Vorsicht: Schwellungen unter den Augen, sogenannte „Tränensäcke", können ein Hinweis auf eine Erkrankung sein. Sprechen Sie mit Ihrem Arzt oder Heilpraktiker darüber, wenn sich Schwellungen um die Augen herum immer wieder bilden oder gar nicht mehr verschwinden. Abends fördert die Massage der Augenregion die Entspannung der Muskeln und

Gewebe um das Auge herum. Die Massage lässt sich gut mit der Kaltwasseranwendung kombinieren. Erfrischen und reinigen Sie die Augen zunächst mit den Wassergüssen, nach dem Abtrocknen nutzen Sie das Eincremen, um die Massage durchzuführen.

Ausführung: Tragen Sie reichlich eine milde Augencreme – am besten aus natürlichen Rohstoffen und ohne Konservierungsmittel – auf die gereinigte Haut auf. Kreisen Sie nun sanft mit dem Zeigefinger, wie es die Pfeile auf der Abbildung angeben. Verharren Sie einige Sekunden am inneren und am äußeren Augenwinkel, ehe Sie die Bewegung wieder aufnehmen. Beenden Sie die Massage, wenn die Creme eingezogen ist, denn dann gleiten die Finger nicht mehr so leicht über das Gewebe. Vermeiden Sie schmerzhaften Druck, Reiben oder Zerren der empfindlichen Augenpartie! Achten Sie darauf, dass möglichst keine Creme in die Augen gelangt, obwohl wirklich gute und auf der Basis natürlicher Rohstoffe hergestellte Augencremes keine Reizung der Augen hervorrufen sollten. Dennoch gehören diese Produkte nicht ins Auge, sie sind eine unnötige Belastung, insbesondere für das trockene Auge.

Diese Übung entspannt und belebt die Haut um die Augen, sie lockert die Muskeln und fördert die Durchblutung. Deshalb strahlen die Augen nach einer solchen Massage, und nebenbei wird die Faltenbildung verzögert, und bestehende Fältchen werden vermindert. Auf sanfte Weise werden bei dieser Massage die Akupressurpunkte um die Augen herum stimuliert, was eine zusätzliche Heilwirkung auf die Augen hat.

Gähnen

Lässt sich Gähnen üben? Ja, tatsächlich. Gähnen ist eine Reaktion des Körpers, wenn erhöhter Sauerstoffbedarf für das Gehirn besteht. Deshalb kommt der natürliche Gähnreflex dann auf, wenn wir eigentlich müde sind, aber noch wach bleiben, und wenn in geschlossenen Räumen der Sauerstoff verbraucht ist. Gähnen bewirkt eine tiefere Einatmung und eine unvergleichliche Entspannung, meist nicht nur des Gesichts und der Augen, sondern des gesamten Körpers. Der weit aufgerissene Mund beim Gähnen gilt aber als unfein, sodass die Erziehung uns schon früh lehrt, beim Gähnen die Hand vor den Mund zu halten, was die Sauerstoffzufuhr wieder behindert, oder das Gähnen am besten völlig zu unterlassen. Deshalb kostet es viele Menschen eine gewisse Überwindung, zu gähnen, obwohl, wenn einmal damit begonnen wurde, ein fast unwiderstehliches Bedürfnis entsteht, immer weiterzugähnen.

Ausführung: Nutzen Sie die Zeit vor dem Schlafengehen, um durch Auslösen des Gähnreflexes Gesicht, Augenmuskulatur und den gesamten Körper zu entspannen. Öffnen Sie das Fenster, und gähnen Sie so lange „künstlich", bis sich ein natürliches Gähnen einstellt.

Diese Übung erhöht die Sauerstoffzufuhr zum Gehirn und fördert damit die Verarbeitung der optischen Reize. Sie entspannt die feinen Muskeln des Gesichts und der Augen, hat aber auch eine Auswirkung auf den gesamten Körper. Wenn Sie fleißig gegähnt haben, werden Sie besser einschlafen!

Tiefenentspannung der Augen durch Visualisieren

Legen Sie die Brille ab, beziehungsweise entfernen Sie die Kontaktlinsen!

Was genau ist Visualisieren? Und wieso kann eine einfache Abfolge von bildlichen Vorstellungen etwas für die Gesundheit bewirken? Nun, Tagträumen ist ein anderer Begriff für Visualisieren. Wir tun dies in einer für uns erfreulichen Form, wenn wir verliebt sind. Wir stellen uns vor, die geliebte Person zu treffen, und malen uns in allen Einzelheiten aus, wie das Treffen verlaufen wird. Erstaunlicherweise klappt das dann auch meist. Jedenfalls sind wir als Verliebte dem Himmel nah, und das liegt zum einen daran, dass wir positiv denken – alle Gegebenheiten des Lebens erscheinen uns in einem erfreulichen Rahmen, der nur dazu zu dienen scheint, unsere Liebe zu fördern. Und wir setzen alles in Bezug zur geliebten und begehrten Person. Durch diese Konzentration steigern sich im Idealfall das Glück und die Freude, und wir erleben „die schönste Zeit unseres Lebens". Ohne den geheimnisvollen Zauber einer schicksalhaften Begegnung, die zur erfüllten Liebe führt, schmälern zu wollen, lässt sich doch feststellen, dass sich weitaus mehr Wünsche im Leben erfüllen würden, wenn die Menschen nicht nur im Zustand der Verliebtheit tagträumen oder eben visualisieren würden. Warum erreicht ein Mensch, der wirklich etwas will, und seine ganze Gefühls- und Denkkraft auf seinen Wunsch richtet, fast immer sein Ziel? Weil jede Zelle seines Körpers sich nach diesem Ziel hin ausrichtet und das auch ausstrahlt. In eindruckvollen Versuchen hat der japanische Arzt Dr. Masaru Emoto bewiesen, dass Wasser auf Gedanken reagiert. Er ließ reines Quellwasser von buddhistischen Mönchen segnen, ein anderes Mal verfluchen und fotografierte in beiden Fällen die gefrorenen Wasserkristalle. Wen wundert es, dass die gesegneten Wasserkristalle lebendiger, schöner und gleichmäßiger waren? Und unser menschlicher Leib besteht zu einem großen Teil aus Wasser. Er reagiert auf das, was wir denken und fühlen, mit Gesundheit oder Krankheit.

Was geschieht nun, wenn wir erfahren, dass wir kurz- oder weitsichtig sind oder an einer anderen, womöglich gefährlichen Augenkrankheit leiden? Wir glauben der Diagnose, wir bestätigen sie also durch das, was wir denken, immerzu. Das sieht dann etwa so aus: Dieses oder jenes kann ich nicht sehen, weil ich meine Brille nicht aufhabe, diese oder jene Unternehmung kann ich nicht ausführen, weil ich an dieser Krankheit leide. Wir malen uns im schlechtesten Fall den Verlauf der Krankheit aus, glauben nicht an die Wirkung irgendwelcher Medikamente, misstrauen dem Ausgang einer Operation, und so verschlechtern sich zunehmend die Sehfähigkeit und der Krankheitsverlauf.

Zum Glück geht es auch genau umgekehrt! Sie erfahren, dass Sie ein Augenproblem haben, und erkennen, dass Ihre Augen mehr Zuwendung und Fürsorge brauchen, um ihre vielfältigen Aufgaben zu erfüllen. Und Sie stellen sich vor, wie die Medikamente und anderen Maßnahmen die Gesundung herbeiführen. Vor allem stellen Sie sich die Gesundheit selbst vor! Dabei macht es nichts, wenn Sie keine genauen anatomischen Kenntnisse haben. Arbeiten Sie ruhig mit kreativen, kindlichen Bildern, es reicht, dass Ihr Körper versteht, was gemeint ist!

Nehmen wir als Beispiel die Kurz- oder Weitsichtigkeit. Erinnern Sie sich an die Fovea centralis, den Ort des schärfsten Sehens? Hier treffen die gebündelten Lichtstrahlen, die uns die Gegenstände sichtbar machen, ein und werden zu den betreffenden Gehirnarealen weitergeleitet. Beim kurzsichtigen Auge nun treffen die Lichtstrahlen vor der Fovea centralis ein, bei Weitsichtigkeit dahinter. Damit haben Sie ein zwar vereinfachtes, aber gut zu gestaltendes Bild, mit dem Sie arbeiten können. Stellen Sie sich einfach vor, die Lichtstrahlen würden an der richtigen Stelle eintreffen!

Diese Übung können Sie sehr gut mit der Übung „Dunkelheit im Sitzen" oder „Dunkelheit im Liegen" kombinieren! Auf diese Weise entspannen Sie noch besser und haben keinen zusätzlichen Bedarf an Zeit. Sie können die Übung aber auch während Ihrer täglichen Meditations- oder Gebetszeit ausführen, wenn diese schon zu Ihrem täglichen Ablauf gehören.

Auch das Üben bei Musik ist möglich. Wichtig ist nur, dass Sie das Bild auch klar im Sinn behalten, denn Visualisieren ist bewusstes Tagträumen.

Ausführung: Schalten Sie Störquellen aus, nehmen Sie eine entspannte Körperhaltung ein, und schließen Sie die Augen. Stellen Sie sich nun die Augen vor. Wir üben jetzt am Beispiel der Kurzsichtigkeit. Machen Sie sich einfach ein inneres Bild der Fovea centralis. Vielleicht eine goldene Schüssel, in der die Lichtstrahlen eintreffen – oder eine runde Schaltstelle, die nach vorn und nach hinten offen ist. Wählen Sie ein Bild, mit dem Sie zufrieden sind und das Ihrer Lebens- oder Arbeitsweise entspricht. Ein Techniker wird sicherlich besser mit der Idee einer Schaltzentrale arbeiten können als mit dem Bild einer goldenen Schale, und umgekehrt. Nun stellen Sie sich vor, wie die Lichtstrahlen eintreffen – im Fall der Kurzsichtigkeit vor Ihrer Schale oder Schaltzentrale. Versuchen Sie jetzt, die gebündelten Lichtstrahlen zur Fovea centralis zu ziehen, langsam und geduldig. Wenn Sie schon lange an Kurzsichtigkeit leiden, wird das am Anfang fast unmöglich sein, denn Ihre gesamte Vorstellungswelt und alle Zellen des Körpers haben die

Realität „Kurzsichtigkeit" akzeptiert. Aber nach und nach wird sich das Muster aufweichen, und wenn Sie mit Geduld dabeibleiben, werden Sie immer längere Phasen beschwerdefreien Sehens haben.

Natürlich ist es für diese Übung gut, wenn Sie ein paar Informationen über die Krankheit, an der Sie leiden, gesammelt haben. Lesen Sie noch einmal im Kapitel „Wie das Auge funktioniert" nach, wenn Sie mehr Wissen brauchen. Fragen Sie Ihren Arzt, was genau das Problem Ihrer Augen ist!

Wenn Sie lediglich müde, trockene oder über-anstrengte Augen haben, genügt es vielleicht, sich eine Quelle von klarem, kühlem und heilendem Wasser vorzustellen, das über Ihre Augen fließt und alle Problem fortspült.

Diese Übung löst Krankheitsmuster auf und hat eine geradezu magische Heilwirkung. Sie unterstützt jede Maßnahme, die zur Heilung der Augen nötig ist – einschließlich einer eventuell bereits nötig gewordenen Operation. Sie stimmt deshalb zuversichtlich und steigert die Entspannung der Augen und des gesamten Körpers.

Augentraining

Machen Sie das Augentraining immer in Kombination mit Entspannungsübungen. Tatsächlich sollten Sie mit dem Trainingsteil erst beginnen, wenn Sie schon erste Erfolge mit den Entspannungsübungen erzielt haben. Denn das Trainingsprogramm soll auf keinen Fall zu weiteren Verspannungen führen. Gerade am Anfang Ihres Augenprogramms könnte das Bestreben, alles „richtig" zu machen, zu einer zusätzlichen Anstrengung führen. Die Augentrainingsübungen sind nicht schwierig, aber vielleicht ein wenig ungewohnt. In einer ruhigen Stunde sollten Sie zunächst alle Übungen einmal durchprobieren. Entscheiden Sie sich dann zunächst für die Übungen, die für Sie am wohltuendsten waren. Im Laufe der Zeit sollten Sie aber jede Übung eine Weile trainieren. Manchmal ist es nämlich so, dass gerade eine Übung, die uns guttäte, auf einen gewissen inneren Widerstand stößt. Das liegt daran, dass wir uns mit unseren Schmerzen und Sehstörungen irgendwie arrangiert haben. Wenn der Köper nun spürt, dass da ein Muster aufgebrochen werden könnte, scheut er zunächst davor zurück, weil er Angst vor erneuten Schmerzen hat. Wenn Sie aber regelmäßig die Augenentspannungsübungen durchführen, werden Sie keine Schwierigkeiten haben, auch die zunächst für Sie etwas unangenehmeren

Übungen erfolgreich anzuwenden. Schreiben Sie den Zustand der Augen und Ihre Sehstärke auf, bevor Sie mit dem Trainings- und Entspannungsprogramm beginnen. Alle vier Wochen etwa notieren Sie wieder, wie es mit den Augen steht. Sie werden von den Veränderungen überrascht sein!

Über-Kreuz-Bewegungen

Sehen spielt sich zum großen Teil im Gehirn ab. Und die verschiedenen Areale des Gehirns müssen immerzu die Eindrücke beider Augen zu einem sinnvollen Ganzen verbinden, obwohl wir mit beiden Augen ganz unterschiedliche Eindrücke und Perspektiven wahrnehmen. Über-Kreuz-Bewegungen, die mit dem gesamten Körper ausgeführt werden, unterstützen diesen Prozess. Außerdem tut es gut, an einem langen Arbeitstag in sitzender Haltung immer mal wieder aufzustehen und sich auf diese Weise zu bewegen. Die wenigen Minuten werden mehr an geistiger Erfrischung bringen, als Sie mit einer Tasse Kaffee je erreichen würden. Wenn Sie in einem Büro mit mehreren Menschen zusammenarbeiten, wird es Ihnen vielleicht unmöglich oder unangenehm sein, die Über-Kreuz-Bewegungen im Stehen auszuführen. Selbstverständlich helfen auch kleine Über-Kreuz-Bewegungen, etwa nur mit den Armen, den Händen oder den Füßen. Besser wäre es, die Kollegen zu informieren und trotz staunender Blicke zu üben oder, am besten, sie zum Mitmachen zu animieren.

Ausführung: Stellen Sie sich locker hin. Zu Hause oder in der Freizeit ist auch etwas schwungvolle Musik eine nette Untermalung für diese Übung, die ja fast gymnastischen Charakter hat. Bringen Sie nun den rechten Ellbogen etwas nach unten in Richtung linkes Knie, und beugen Sie gleichzeitig das linke Bein so, dass ebendas Knie sich in Richtung des rechten Ellbogens bewegt. Berühren Sie mit dem rechten Ellbogen das linke Knie, und wiederholen Sie das

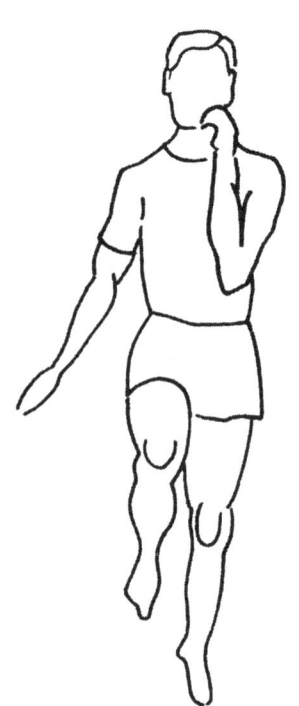

Ganze mit dem linken Ellbogen und dem rechten Knie. Sie können am Platz üben oder sich dabei auch etwas bewegen – zum Beispiel einen kleinen Kreis laufen oder auch einen größeren, abhängig von dem Platz, der Ihnen zur Verfügung steht. Wenn Ihr körperlicher Zustand es erlaubt, also wenn Sie beispielsweise keine schmerzenden Gelenke haben, können Sie auch eine leichte Hüpfbewegung dabei machen. Üben Sie fünf bis zehn Minuten. Zur Abwechslung führen Sie auch einmal die Hand statt des Ellbogens zum Knie.

Diese Übung unterstützt die Entschlüsselung und Verwertung der visuellen Eindrücke im Gehirn. Sie fördert die Konzentration und das vernetzte Denken, erfrisch und belebt. Wenn Sie viel zu schreiben, zu lernen oder zu denken haben, ist diese Unterbrechung immer eine Wohltat – Sie werden wesentlich länger und effektiver arbeiten können!

Schulterübungen

Mit verspannten Schultern ist es fast unmöglich, gut zu sehen. Verhärtete Schultermuskulatur behindert die Durchblutung von Nacken und Kopf, verursacht Schmerzen bei jeder Armbewegung und beeinträchtigt die geistige Leistungsfähigkeit.Der Hartspann der Schultermuskulatur kann sogar bis zur Körpervorderseite ausstrahlen und dann unterhalb der Schlüsselbeine den venösen Rückfluss des Blutes und die Nervenbahnen des Armes stören, was weitreichende Folgen für die Entgiftung des Körpers hat. Schulterverspannungen werden durch unsere sitzende Lebensweise, aber auch unpassende hohe Arbeitsflächen, zum Beispiel im Haushalt, ausgelöst. Sie entstehen, wenn über längere Zeit einseitig schwere Lasten getragen werden, wie etwa Koffer oder Kleinkinder, und bei harter körperlicher Arbeit. Auch alle einseitigen Arbeiten, wie Nähen oder Musizieren, werden die Schultermuskulatur belasten. Viele Menschen ziehen unbewusst die Schultern hoch, wenn sie frieren. Das Gleiche geschieht bei Angst oder Unsicherheit. Da sich kaum eine der geschilderten Situationen ganz vermeiden lässt, sollte ein kleines Schultertraining zum Alltag gehören.

Ausführung: Stellen Sie sich locker hin. Beugen Sie leicht die Knie, kippen Sie das Becken nach vorn, und spannen Sie den Beckenboden an. Der Beckenboden ist die Muskelplatte, welche vor allem die Unterleibsorgane, aber letzten Endes alle Bauchorgane, stützt. Die meisten Menschen werden sich leider der Macht dieser Muskeln erst bewusst, wenn sie aufgrund jahrzehntelanger Vernachlässigung und Überlastung und nachgeben.

Dann sind Unterleibsschmerzen, Potenzstörungen oder Inkontinenz die Folge. Stellen Sie sich vor, Wasser einzuhalten. Dadurch entsteht ein erstes 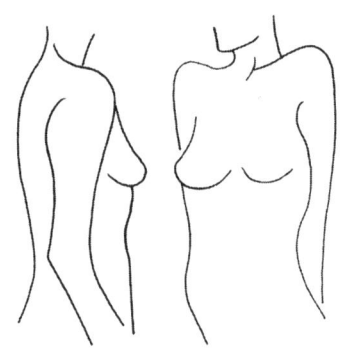 Bewusstwerden dieser wichtigen Muskelplatte. Üben Sie das Anspannen des Beckenbodens im Liegen, im Sitzen und im Stehen, wenn Sie Probleme haben. Die Körperhaltung im Stehen ist dann richtig, wenn Sie ganz unwillkürlich die Schultern loslassen. In dieser Körperhaltung tragen nämlich die Oberschenkelmuskeln, die Pomuskeln und die Beckenbodenmuskeln das Gewicht des Körpers. Das ist die natürliche Grundhaltung. Ein Ausgleich der Statik, wie er unbewusst mit verspannten Schultermuskeln angestrebt wird, ist dann nicht mehr nötig. Fettansatz und schlaffes Bindegewebe, wie es oft gerade Frauen im Bereich von Po und Oberschenkeln aufweisen, würde es auch nicht geben, wenn diese Muskeln ihrer natürlichen Aufgabe, nämlich den menschlichen Körper zu tragen, nachkommen dürften. Sooft Sie längere Zeit irgendwo stehen müssen, können Sie diese Grundhaltung einüben. Irgendwann werden Sie automatisch so stehen! Dann werden Sie auch nur noch selten an verspannten Schultern leiden. Bis dahin sind aber die Schulterübungen wichtig.

Wenn Sie die Grundhaltung eingenommen haben, heben Sie die Schultern so hoch wie möglich, halten Sie sie eine Weile dort, und lassen Sie sie dann sanft sinken. Rollen Sie die Schultern nach hinten, unten und außen. Das ist die Normalposition der Schultergelenke. Wiederholen Sie das drei bis fünf Mal hintereinander. Achten Sie darauf, dass die Schultern hinten, unten und außen stehen, wenn Sie die Übung beenden.

Diese Übung löst allmählich den Hartspann der Schultermuskulatur und fördert dadurch die Durchblutung von Kopf, Nacken und Augen. Wenn Sie lange genug den Stand in der Grundposition üben, werden Sie die positive Wirkung auf Becken, Po und Oberschenkel spüren.

Nackenübungen

Mit verspanntem Nacken ist ein gesunder Zustand der Augen nicht möglich. Verspannte Nackenmuskeln stören die unzähligen Leitungsbahnen und Blutgefäße, die zwischen Kopf und Körper hin- und herlaufen. Deshalb bewirkt ein verspannter Nacken Kopfschmerzen aller

Art bis hin zu Übelkeit und Schwindel. Auch wenn die verhärteten Muskeln ihre Ursache im gesamten Zustand der Wirbelsäule haben können, lässt sich der schmerzende Nacken doch mit einigen einfachen Übungen gut beeinflussen, wenn sie nur regelmäßig genug ausgeführt werden. Einmal täglich sollte das Mindestmaß sein und wenn über viele Stunden eine einseitige Körperhaltung eingenommen werden muss, wie beim Autofahren oder am Computer, dann sind Sie gut beraten, immer wieder Nackenübungen einzuschieben! Mit verspannten Schultern kann der Nacken unmöglich gelockert werden. Deshalb sollten Sie die Schulter- und Nackenübungen immer kombiniert ausführen.

Ausführung: Nehmen Sie die Grundhaltung ein, wie sie bei den Schulterübungen beschrieben wird. Wenn Sie untertags noch einmal die Nackenübungen wiederholen wollen, können Sie diese auch im Sitzen ausführen. Setzen Sie sich dazu aufrecht hin, ohne die Lehne zu berühren. Kippen Sie das Becken nach vorn, und achten Sie darauf, dass Sie auch wirklich auf den Sitzbeinhöckern sitzen. Das sind die kleinen harten Knochen, die Sie auf der Sitzfläche ertasten können.

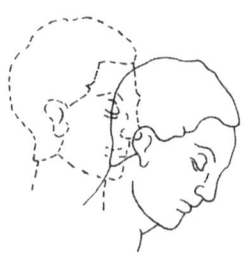

Spannen Sie den Beckenboden an. Lassen Sie die Schultern sanft nach hinten, unten und außen fallen.

Lassen Sie den Kopf langsam auf die Brust sinken, und richten Sie ihn langsam wieder auf. Wiederholen Sie dies fünf Mal.

Drehen Sie den Kopf langsam nach rechts und dann nach links. Wahrscheinlich wird dies auf einer Seite nicht so gut gelingen. Um diese Seite zu lockern, dehnen Sie den Kopf nach der freien Seite. Sie arbeiten mit der Komfortposition 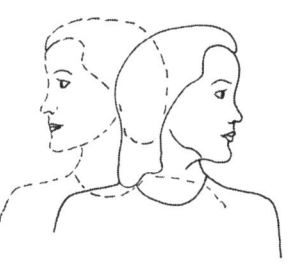 des Körpers! Sie drehen also den Kopf zu der Seite hin, die freier in der Bewegung ist. Halten Sie den Kopf in dieser Stellung, und zählen Sie langsam bis zehn. Jetzt werden Sie den Kopf noch weiter in die freie Richtung drehen können. Zählen Sie wieder bis zehn. Lösen Sie die Haltung, und kehren Sie mit dem Kopf wieder zur Mitte zurück. Drehen Sie den Kopf nun in die Richtung, die sich weniger beweglich zeigte. Sie werden überrascht sein, wie sehr sich hier der Bewegungsradius vergrößert hat! Drehen Sie nun den Kopf langsam abwechselnd nach rechts und dann nach links, und wiederholen Sie das fünf Mal auf jeder Seite. Neigen Sie den Kopf nach rechts, und halten Sie ihn so, während Sie langsam bis zehn zählen. Dies dehnt die seitlichen Schulter- und Nackenmuskeln der linken Seite. Neigen Sie dann den Kopf nach rechts, und machen Sie dasselbe. Zweimal wiederholen.

Diese Übungen lockern die Nackenmuskeln und machen Hals und Kopf beweglich. Regelmäßig ausgeführt, fördert es die Durchblutung und verhilft so zu einem klaren Kopf und leuchtenden Augen. Da auch das Gesicht besser mit Sauerstoff versorgt wird, bleibt die Gesichtshaut länger jung und faltenfrei. Gegen Kopfschmerzen und Schwindel wirken diese Übungen ebenfalls.

Bewusst blinzeln

Blinzeln schaltet für den Bruchteil einer Sekunde alle visuellen Eindrücke aus. Die Lichtpause bringt den Stäbchen und Zapfen – unseren Sehzellen – und der empfindlichen Netzhaut die notwendige Erholung. Es ist eine so kurze Pause, dass wir das Schwarz gar nicht bewusst wahrnehmen. Ein entspannter, gesunder Mensch blinzelt vielleicht zwanzigmal in einer Minute. Doch bei Bildschirmarbeit, Fernsehen und seelischer Anspannung, dem sogenannten Stress, setzt das Blinzeln ganz aus. Wenn das Auge überreizt ist, kommt es zu einem langsamen Lidschlag. Dasselbe kann auch beim Lesen geschehen. Ist nun ein Kind etwa in der Schule angespannt und ängstlich, wird es das Blinzeln viel zu selten ausführen. Die Folge sind Augenermüdung und irgendwann die Diagnose „kurzsichtig". Aber ähnlich geht es auch uns Erwachsenen, wenn wir allzu viel Hektik, Anspannung oder womöglich Existenzangst am Arbeitsplatz erleben. Zum Glück können die feinen Muskeln der Augenlider bewusst bewegt werden! Kombinieren Sie das bewusste Blinzeln mit dem absichtlichen Gähnen. Auf diese Weise erreichen Sie eine tiefere Entspannung der gesamten Augenpartie und des Gesichts.

Ausführung: Wenn Sie am PC arbeiten, fernsehen

oder lesen, blinzeln Sie bewusst, so oft wie möglich. Am besten, Sie kleben sich einen Zettel an den PC oder den Fernseher, damit Sie das Blinzeln nicht vergessen! Beachten Sie dies auch, wenn Sie gestresst, erregt oder ärgerlich sind. Blinzeln Sie umso mehr, je müder Sie sind oder wenn die Augen sich überanstrengt anfühlen.

Diese Übung verschafft den Sehzellen und allen anderen am Sehen beteiligten Strukturen eine kurze Erholungspause durch das tiefe Schwarz des geschlossenen Augenlids. Danach erscheinen die Farben leuchtender, die Konturen klarer. Außerdem wird die Tränenflüssigkeit verteilt, sodass ein Austrocknen des Auges vermieden wird.

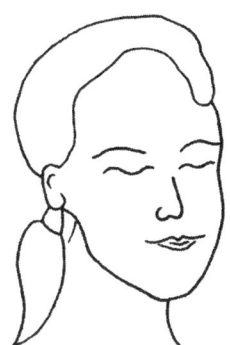

Schwünge

Legen Sie die Brille ab, beziehungsweise entfernen Sie die Kontaktlinsen!

Selbst wenn wir glauben, in ruhiger Augenhaltung etwas zu beobachten, vollführen unsere Augen beim Betrachten immerzu kleine Bewegungen. Diese nennt man Saccaden. Dr. Bates, der Erfinder und Begründer der Augenübungen, äußerte deshalb: „Die Ursache aller Sehfehler ist das Starren." Nun haben wir ja bereits festgestellt, dass stundenlanges Arbeiten am PC oder Fernsehen genau dieses Starren hervorrufen, genau

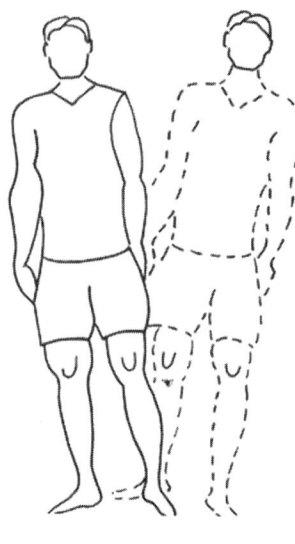

wie seelische Anspannung, wenn wir befürchten, einen Lernstoff nicht gut aufnehmen zu können. Zum Glück gibt es auch hier eine einfache Übung, die hilft, die Augen wieder in Bewegung zu bringen. Es handelt sich um die Schwünge.

Ausführung: Stellen Sie sich aufrecht hin, und zwar in der bei den Schulterübungen bereits geschilderten Grundposition: Die Knie ganz leicht eingeknickt, das Becken leicht nach vorn gekippt, und den Beckenboden angespannt. Stellen Sie sich vor das – in der schönen Jahreszeit geöffnete – Fenster. Sie können die Schwünge sehr gut mit den Entspannungsübungen aus „In den Himmel schauen", „Auf eine Baumkrone oder grüne Wiese schauen" oder dem „Lichtbad in der Sonne" kombinieren. Schwingen Sie nun hin und her, als wäre Ihr Körper das Uhrpendel einer alten, große Standuhr. Dabei bleibt der Körper gerade. Achten Sie also darauf, nicht in der Taille abzuknicken oder nur mit den Beinen einzusinken, um den Schwung zu bewirken! Pendeln Sie nun hin und her, und schauen Sie ohne jede Anspannung aus dem Fenster. Nach einer Weile werden Sie den Eindruck haben, das wahrgenommene Bild bewege sich zur anderen Seite. Schließen Sie gelegentlich die Augen, und schwingen Sie weiter. Beobachten Sie, was das Gehirn bei geschlossenen Augen noch mit dem vorher wahrgenommenen Bild macht.

Diese Übung sollte einfach und locker durchgeführt werden. Da sie die kreisenden Bewegungen des Auges wieder stimuliert, wirkt sie entspannend auf das Nervensystem. Denn Drehbewegungen des Auges bauen Stress ab und helfen auch, gefühlsmäßige Probleme zu lösen. Normalerweise führen wir sie in den Einschlaf- und Tiefschlafphasen durch, den sogenannten „REM-Phasen" des Schlafes. In Englisch nennt man die Dreh- oder Kreisbewegungen der Augen „Rapid Eye Movements". Je schneller die Augen sich bewegen, umso mehr werden sich Ihr Denken und Ihr Nervensystem beruhigen. Schwünge sind also eine ideale Übung für den Abbau von Stress.

Nah-Fern-Schwingen

Legen Sie die Brille ab, beziehungsweise entfernen Sie die Kontaktlinsen!

Nah-Fern-Schauen ist auch eine Schwungbewegung, aber sie wird ausschließlich mit den Augen durchgeführt. Sie üben hier die Nah- und Fernsicht. Diese Übung lässt sich im Freien oder im geschlossenen Raum durchführen. Alles, was Sie brauchen, ist ein kleiner Gegenstand für die Nahsicht und ein Objekt, das Sie in der Ferne fixieren.

Ausführung: Sie können stehen oder sitzen, aber

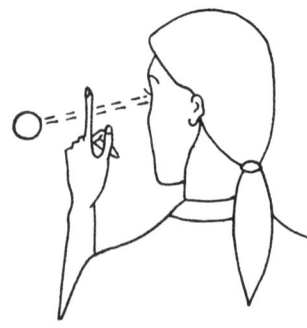

beides in lockerer, aufgerichteter Haltung. Nehmen Sie einen kleinen Gegenstand in die Hand – was gerade da ist, eignet sich. Ein Löffel, ein Radiergummi oder ein kleiner Edelstein. Wählen Sie das Objekt aus, das Sie in der Ferne fixieren wollen: ein Baum außerhalb des Fensters, ein Bild an der Wand oder ein Möbelstück. Sie können im Freien auch etwas auswählen, was sehr weit entfernt am Horizont sichtbar wird. Nehmen Sie Ihren kleinen Gegenstand in die Hand, und fixieren Sie ihn. Notfalls reicht übrigens auch der eigene Finger!

Blicken Sie nun von dort auf das weit entfernte Objekt. Es sollte sich in einer Sichtlinie mit dem nah betrachteten Gegenstand befinden. Schwingen Sie mit dem Blick wieder zurück zu dem Finger oder dem Radiergummi und wieder in die Ferne zum Bild an der Wand oder zum Baum. Bewegen Sie die Augen auf diese Weise etwa zehnmal hin und her. Danach sollten Sie die Augen durch die Übung „Dunkelheit im Sitzen" entspannen. Wenn Sie draußen nicht die Möglichkeit haben, sich in der richtigen Weise hinzusetzen, bedecken Sie die Augen für einige Sekunden im Stehen mit den Handtellern.

Mithilfe dieser Übung kann es gelingen, die Sicht in der Nähe und Ferne bis ins hohe Alter zu bewahren. Nah-Fern-Schwingen ist aber auch das Heilmittel für Kurz- oder Weitsichtige. Wenn Sie also kurz oder weitsichtig sind, üben Sie den Nah-Fern-Schwung so oft wie nur möglich. Sie werden bald merken, wie sich Ihre Sicht verbessert!

Nach oben und nach unten schauen

Legen Sie die Brille ab, beziehungsweise entfernen Sie die Kontaktlinsen!

Auch diese Übung lockert den starren Blick und macht die Augenmuskeln beweglich. Wer bereits Brillenträger ist oder sonst eine Augenkrankheit hat, sollte diese Übung immer mit ins Programm aufnehmen.

Ausführung: Setzen oder stellen Sie sich in entspannter Position hin. Halten Sie den Kopf locker. Der Kopf soll sich überhaupt nicht bewegen! Die nachfolgende Übung wird ausschließlich mit den Augen durchgeführt. Bewegen Sie die Augen langsam nach oben und dann nach unten. Meiden Sie jede Anstrengung, kontrollieren Sie vor allem zu Beginn immer wieder, ob der Kopf auch wirklich still bleibt. Nach und nach werden Sie feststellen, dass Sie mit den Augen immer höher und immer tiefer gleiten können. Üben Sie fünf Mal die Aufwärts- und fünf Mal die Abwärtsbewegung. Danach sollten Sie die Augen durch die Übung „Dunkelheit im Sitzen" entspannen. Wenn Sie draußen nicht die Möglichkeit haben, sich in der richtigen Weise hin-

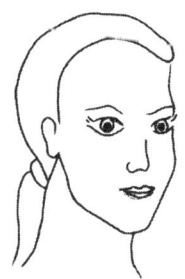

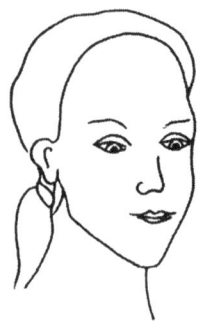

zusetzen, bedecken Sie die Augen für einige Sekunden im Stehen mit den Handtellern.

Durch diese Übung wird das Blickfeld nach oben und nach unten vergrößert, die Augenmuskeln werden trainiert und besser durchblutet. Die Sicht verbessert sich.

Nach innen und nach außen schauen

Legen Sie die Brille ab, beziehungsweise entfernen Sie die Kontaktlinsen!

Wir haben sehr viele Augenmuskeln, welche die Beweglichkeit des Blickes garantieren. Auch diese Übung lockert den starren Blick und macht die Augenmuskeln beweglich. Wer bereits Brillenträger ist oder sonst eine Augenkrankheit hat, sollte diese Übung immer mit ins Programm aufnehmen.

Ausführung: Setzen oder stellen Sie sich in entspannter Position hin. Halten Sie den Kopf locker. Der Kopf soll sich nicht bewegen! Die nachfolgende Übung wird ausschließlich mit den Augen durchgeführt. Bewegen Sie die Augen langsam zur einen Seite, dann zur anderen. Meiden Sie jede Anstrengung, kontrollieren Sie vor allem zu Beginn immer wieder, ob der Kopf auch wirklich still bleibt. Nach und nach werden Sie feststellen, dass Sie mit den Augen immer weiter nach rechts und nach links gleiten können. Üben Sie diesen Blick zehn Mal. Danach sollten Sie die Augen durch die Übung „Dunkelheit im Sitzen" entspannen. Wenn Sie draußen nicht die Möglichkeit haben, sich in der richtigen Weise hinzusetzen, bedecken Sie die Augen für einige Sekunden im Stehen mit den Handtellern.

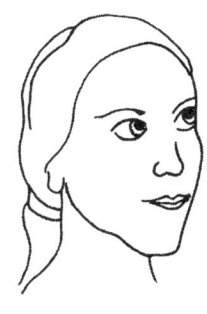

Durch diese Übung wird das Blickfeld nach innen und nach außen vergrößert, die Augenmuskeln werden trainiert und besser durchblutet. Die Sicht verbessert sich.

Augendrehen

Legen Sie die Brille ab, beziehungsweise entfernen Sie die Kontaktlinsen!

Augendrehen ist ebenfalls eine Augenmuskelübung. Jetzt werden aber alle Muskeln kombiniert eingesetzt. Augendrehen sollten Sie immer nach den Übungen für oben und unten, innen und außen trainieren. Wer bereits Brillenträger ist oder sonst eine Augenkrankheit hat, sollte diese Übung immer mit ins Programm aufnehmen.

Ausführung: Setzen oder stellen Sie sich in entspannter Position hin. Halten Sie den Kopf locker. Der Kopf soll sich nicht bewegen! Die nachfolgende Übung wird ausschließlich mit den Augen durchgeführt. Beschreiben Sie einen Kreis mit den Augen. Gehen Sie mit den Augen genau den gleichen „Kreisweg" wieder zurück.

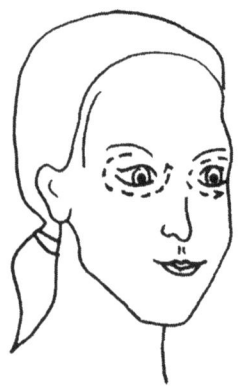

Meiden Sie jede Anstrengung beim Kreisen. Danach sollten Sie die Augen durch die Übung „Dunkelheit im Sitzen" entspannen. Wenn Sie draußen nicht die Möglichkeit haben, sich in der richtigen Weise hinzusetzen, bedecken Sie die Augen für einige Sekunden im Stehen mit den Handtellern.

Durch diese Übung wird das Blickfeld nach innen und nach außen vergrößert, die Augenmuskeln werden trainiert und besser durchblutet. Die Sicht verbessert sich.

Mit den Augen liegenden Achten folgen

Legen Sie die Brille ab, beziehungsweise entfernen Sie die Kontaktlinsen!

Diese Übung eignet sich hervorragend dazu, die Koordination und das Zusammenspiel der Augenmuskeln zu steigern. Außerdem ist die „liegende Acht" eine spirituell sehr wirksame Form. Sie harmonisiert die Stimmung und schafft einen Ausgleich bei seelischen und körperlichen Spannungen und nach zu viel „Kopfarbeit". Wer bereits Brillenträger ist oder sonst eine Augenkrankheit hat, sollte diese Übung immer mit ins Programm aufnehmen.

Ausführung: Setzen oder stellen Sie sich in entspannter Position hin. Halten Sie den Kopf locker. Er kann leicht der Bewegung der Augen folgen. Achten Sie aber darauf, dass die Augenbewegung die vorherrschende ist und der Kopf lediglich bei der Linienführung „mitgenommen" wird. Stellen Sie sich nun eine liegende Acht vor. Wenn Sie Mühe haben, sich die Form vorzustellen, zeichnen Sie diese auf ein Papier, und hängen Sie die Zeichnung vor sich an eine Wand. Folgen Sie nun mit den Augen der Linie. Wenn Sie etwa fünf Mal die Acht mit den Augen gemalt haben, wechseln Sie die Richtung.

Diese Übung ist gut für die Koordination der Augenmuskeln. Sie fördert die Vernetzung und Verarbeitung der visuellen Informationen im Gehirn. Sie entspannt und harmonisiert.

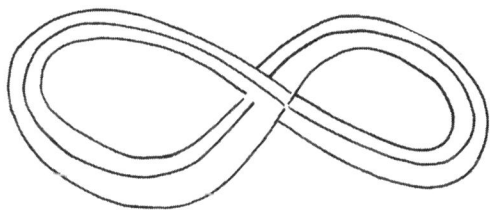

Das persönliche Übungsprogramm zusammenstellen

Die tägliche Übungszeit sollte nicht mehr als fünf bis maximal zehn Minuten betragen. Vielleicht erscheint Ihnen das angesichts der zahlreichen Übungen als zu wenig. Wenn Sie aber die Übungsanleitung erst einmal gründlich gelesen und anschließend langsam praktiziert haben, werden Sie selbst feststellen, dass das gesamte Programm sehr schnell durchzuführen ist. Viele Übungen lassen sich ja miteinander kombinieren, dazu habe ich einige Vorschläge gemacht. Andere, wie das Blinzeln oder auch das Nah-Fernschwingen, sind eigentlich gar nicht so isoliert als Übung zu sehen, mit der Zeit wird es einfach zu einer Schulung, anders zu sehen, und nach und nach werden Sie es ganz selbstverständlich den ganzen Tag über so machen. Um dahin zu kommen, müssen Sie es allerdings zunächst wirklich regelmäßig einüben. Die Augenentspannung, speziell im Sitzen, und die Lockerungsübungen für Nacken und Schultern werden am besten immer wieder in den Arbeitsablauf eingeschoben. Dazu reichen zwei bis drei Minuten. Nacken- und Schulterübungen sollten Sie wirklich nur dann auslassen, wenn Sie viel anderen Ausgleichssport oder eine der mehr spirituellen Bewegungskünste wie Yoga, Qi Gong oder etwa Pilates regelmäßig praktizieren, sodass Ihre Nacken- und Schulterpartie gar nicht mehr verspannt ist. Mit harten Schulter- und Nackenmuskeln wird das übrige Augentraining sonst wenig Erfolg bringen. Wenn Sie bereits unter einer Fehlsichtigkeit oder einer anderen

Augenerkrankung leiden, sollten Sie möglichst alle Übungen ausführen. Und legen Sie unbedingt die Brille ab, oder entfernen Sie die Kontaktlinsen, wenn dies bei der Übung angegeben wird! Sonst könnten manche Übungen tatsächlich eher schaden. Wenn Sie den ganzen Tag Kontaktlinsen tragen, müssen Sie sich diese Übungen für morgens nach dem Aufstehen oder abends vornehmen.

Richtig lesen

Noch vor etwa hundert Jahren hielt man Lesen für diejenige Tätigkeit, die dem Auge am meisten schadet. Der kurzsichtige Brillenträger als Musterschüler oder der zerstreute Professor, der die Brille auf seiner eigenen Nase nicht mehr findet, sind Typisierungen, die noch daran erinnern. Tatsächlich war das Lesen bei flackerndem, schwachem Kerzenschein oder der stark rußenden Petroleumlampe sicher anstrengender für die Augen, als es das gleichmäßig helle elektrische Licht ist. Günstige Lichtverhältnisse sind deshalb eine wichtige Voraussetzung für das Lesen. Das Zweite ist die bequeme Körperhaltung. Für viele ist Lesen im Bett der Inbegriff der Gemütlichkeit. Sofern Kopf und Schulter mit festen Kissen abgestützt sind, ist dagegen sicherlich nichts einzuwenden. Für die Leseübung ist aber am Anfang die Sitzhaltung mit lockeren Schultern und gelöstem Nacken geeigneter. Wichtig ist, dass das Buch in bequemem Abstand zu den Augen gehalten wird. Der richtige Abstand ist einfach der, bei dem Sie ohne

Mühe lesen können. Wollen Sie sich nach und nach von der Abhängigkeit von Sehhilfen lösen, ist Lesen eine geeignete Tätigkeit dafür. Richtig lesen als Übung funktioniert als eine Mischung aus herkömmlichem Lesen und der geschilderten Visualisierungsübung. Zu Beginn werden Sie nicht so sehr viel auf einmal lesen können. Aber bald werden die Fortschritte Sie begeistern. Allerdings müssen Sie parallel die Augenübungen für die Entspannung und das Augentraining durchführen, bei erkrankten Augen eventuell auch noch eine der im Kapitel „Augen-Kuren" geschilderten Anwendungen.

Ausführung: Achten Sie darauf, dass Ihre Grundhaltung entspannt ist. Schauen Sie ausschließlich auf das Wort, das Sie gerade lesen, auf nichts anderes! Wenn das Wort unscharf oder verschwommen erscheint, weil Sie es nicht gewöhnt sind, ohne Brille oder Kontaktlinsen zu lesen, schließen Sie kurz die Augen, und stellen Sie sich das Wort gestochen scharf vor. Öffnen Sie wieder die Augen. Sie werden mit Erstaunen feststellen, dass Ihnen das Wort nun auch im Buch oder Text klar und deutlich entgegenleuchtet. Lesen Sie so nun langsam Wort für Wort. Sowie Sie das Gefühl haben, dass Ihre Augen ermüden, blinzeln Sie! Sie sollten wirklich so oft wie möglich blinzeln. Dazwischen können Sie auch die Augenentspannung im Sitzen durchführen. Wenn ein Empfinden der Überanstrengung oder gar Schmerzen in den Augen auftreten, beenden Sie die Leseübung, und entspannen Sie die Augen. Sie werden Tag für Tag mehr lesen können, bis Sie Ihre normale Sehfähigkeit wiedererlangt haben.

Augenleiden und ihre Ursache

Augenleiden entstehen nicht von heute auf morgen. Fehlsichtigkeit kann den Menschen belasten, allerdings ist dies durch die heute üblichen Belastungen fast alltäglich geworden. Wenn aber eine Augenerkrankung festgestellt wird, die einen Sehverlust zur Folge haben könnte, ist das Entsetzen groß. Obwohl, oder gerade weil wir die Dunkelheit durch den Lidschluss ja kennen, ist die Angst vor dem Erblinden nach wie vor eine der größten Ängste der Menschen. In unserer ganz auf den Sehsinn ausgerichteten Kultur scheint ein Leben ohne Sehen nicht mehr lebenswert.

Wenn Sie also eine solche Diagnose trifft, ist der erste wichtige Schritt, die Tatsache zu akzeptieren, dass Sie im Moment krank sind. Das muss keineswegs so bleiben, ganz gleich, wie die Meinung der Wissenschaft, des Arztes oder Erfahrungsberichte zu Ihrem Leiden lauten, im Augenblick aber ist es so. Akzeptieren Sie auch, dass es eine Weile dauern wird, bis Sie Ihre Gesundheit wiedererlangt haben.

Erinnern Sie sich, dass das Auge eigentlich zu den „immunprivilegierten Organen" gehört? Das bedeutet, dass ihr Körper so lange wie nur irgend möglich versuchen wird, Ihre Augen frei von Belastungen zu halten. Erst wenn der Organismus insgesamt so krank und belastet ist, dass er auch die bevorzugten Strukturen nicht mehr schützen kann, werden die Augen in Mitleidenschaft gezogen.

Dieser ganzheitliche Ansatz unterscheidet sich ganz

wesentlich von dem der spezialisierten Schulmedizin. Ihr Augenarzt wird hoffentlich ein guter Spezialist sein, dafür wurde er ausgebildet. Leider geht das Wissen um Zusammenhänge bei dieser Art des Lernens allzu leicht verloren, oder es wird gar nicht als wichtig erachtet. Vielleicht wird Ihr Augenarzt Sie zu einem Internisten überweisen, wenn er zu der Diagnose kommt, dass Sie unter einer Stoffwechselerkrankung leiden, aber sicher ist das nicht. Werden Sie also ein mündiger Patient und vor allem Ihr eigener Heiler!

Für jede Augenerkrankung gibt es eine ganze Kette von Ursachen, selten eine einzige. Gegen Kurzsichtigkeit wird eine Brille verordnet, aber je stärker die Kurzsichtigkeit wird, umso größer wird auch die Gefahr einer Netzhautablösung. Allerdings können auch schwere Schädeltraumata eine Netzhautablösung verursachen.

Grauer Star, die Trübung der Linse, Makuladegeneration und auch die Netzhautablösung werden als Alterserkrankungen betrachtet. Alter an sich ist aber keine Erkrankung. Selbst fortgeschrittenes Alter ist also keine Ursache dafür, dass Ihre Augen krank werden! Überprüfen Sie also zunächst, ob Ihr Körper verschlackt oder übersäuert ist. Um das herauszufinden, beantworten Sie sich die folgenden Fragen:

- Haben Sie täglich Stuhlgang, den sie ohne Schwierigkeiten absetzen?
- Können Sie alle Nahrungsmittel, die Sie zu sich nehmen, gut verdauen?

- Oder leiden Sie öfter unter Sodbrennen, Aufstoßen, Blähungen?
- Konsumieren Sie täglich Genussgifte wie Nikotin und Alkohol?
- Trinken sie mehr als drei Tassen Kaffee pro Tag?
- Leiden Sie unter Hautunreinheiten oder Hautausschlägen?

Wenn Sie auch nur zwei dieser Fragen mit „Ja" beantwortet haben, beginnen Sie möglichst sofort mit einer Umstellung der Ernährung, bis sich die Verdauung reguliert hat und die Übersäuerung abgebaut ist. Übersäuerung führt zu Schmerzen in den Gelenken, Ablagerungen im Bindegewebe und schließlich auch zu einer Störung des Blutkreislaufs. Bei Stuhlverstopfung kommt es zu einer Rückvergiftung des Organismus, der alle die Giftstoffe, die eigentlich ausgeschieden werden sollten, wieder über die Darmschleimhaut aufnehmen muss. Ein geringer Teil dieser Toxine kann über die Haut abgebaut werden, was in Form von Entzündungen, Flecken oder Ausschlägen geschieht.

Nikotin hat so vielfältige negative Auswirkungen auf den gesamten Körper, auch auf die Augenmuskeln und die Lederhaut, dass Sie in jedem Fall einen Zuwachs an Gesundheit erleben werden, wenn Sie das Rauchen einstellen.

Gelegentlicher Alkoholgenuss schadet nicht, regelmäßiger oder allzu hoher Konsum von Alkoholika wird aber die Leber und dadurch die Erneuerung der Sehzellen beeinträchtigen und auch der Versorgung der Augenmuskeln schaden. Zu viel Alkohol schadet allen Organen! Raffinierter Zucker und zu viel tierisches Fett können nicht verwertet werden, Übergewicht, Übersäuerung und Stoffwechselschlacken sind die Folge. Auch zu viel Fleisch kann eine Übersäuerung verursachen.

Über gesunde Ernährung gibt es viele, sehr viele unterschiedliche Ansichten. Einigkeit besteht aber in den Grundlinien: Viel Gemüse und Obst essen, weniger Fleisch, öfter Fisch und sehr geringe Mengen an Zucker und Fett. Damit allerdings enden die Gemeinsamkeiten. Suchen Sie sich also eine Ernährungsform aus, die zu Ihren Vorlieben und Ihren Lebensgewohnheiten passt. Ob das die 5-Elemente-Küche oder die ayurvedisch gewürzte Kost ist, die Mittelmeerdiät oder das Low-Fat-Prinzip, ist weniger entscheidend, wichtig ist, dass Sie dabeibleiben. Ziel ist es, langfristig den Organismus von Grund auf umzustimmen. Und auf Dauer gelingen Veränderungen gerade in der Ernährung nur dann, wenn es schmeckt und optimal zur Lebensweise passt. Und vergessen Sie nicht, viel Wasser zu trinken! Zwei Liter täglich sollten es schon sein, um den Körper bei der Ausscheidung der Giftstoffe zu unterstützen.

Wenn Sie bereits an einer Stoffwechselerkrankung wie Diabetes leiden, so tun Sie alles, um den Blutzucker im Rahmen zu halten! Zu hoher Blutzucker schädigt auf Dauer die feinen Kapillargefäße und Nervenenden, die gerade in den Augen zahlreich zu finden sind.

Auch für die Leber sollte im Zusammenhang mit der ganzheitlichen Augenbehandlung besonders gesorgt werden. Bedenken Sie dabei, dass veränderte

Laborwerte beim Bluttest der Endpunkt einer Entwicklung sind! Freuen Sie sich, wenn die Werte noch normal sind, aber bei einer Augenerkrankung muss stets die Leber unterstützt werden! Sie ist unsere „chemische Fabrik", das wichtigste Organ für Erneuerung, Verwertung und Speicherung lebenswichtiger Stoffe, und sie ist unersetzlich.

Manche Nervenentzündungen, wie multiple Sklerose, können vorübergehend die Sehfähigkeit beeinträchtigen oder Doppelbilder hervorrufen. Doppelbilder entstehen, wenn das Gehirn die beiden von den Augen zugesandten Bilder nicht mehr zu einem einzigen Eindruck verarbeiten kann. Das geschieht allerdings auch, wenn die Augen schon lange Jahre hoffnungslos überanstrengt wurden, etwa durch PC-Arbeit und Fernsehen.

Das Glaukom, auch grüner Star genannt, beschreibt mehrere Krankheiten, die sich durch eine Abflussstörung des Kammerwassers bemerkbar machen. Meistens geht es mit erhöhtem Augeninnendruck einher, aber nicht immer. Viele Menschen bemerken die Erkrankung gar nicht, nur sehr feinfühlige Patienten empfinden einen unbestimmten Druck über den Augenbrauen. Der laterale Sehverlust wird schließlich bemerkt, aber auch erst dann, wenn er schon weit fortgeschritten ist. Der andauernde Druck auf den Sehnerv zerstört diesen schließlich, und es kommt zur Erblindung. Der Augenarzt sollte in der Lage sein, auch ein Glaukom ohne erhöhten Augeninnendruck zu diagnostizieren. Die Auslöser dieser gefürchteten, recht verbreiteten Krankheit können vielfältig sein. Zunächst sollte eine Fehlstellung der Schädelknochen überprüft werden, die von Geburt an oder als Folge einer Zahnbehandlung bestehen kann. Rechtsseitige Glaukome werden sicherlich mit der Leber in Zusammenhang gebracht. Auch Hormonstörungen können ein Glaukom bedingen, weil insgesamt mehr Wasser eingelagert wird.

Nicht nur Kurz- oder Weitsichtigkeit oder die Altersweitsichtigkeit werden mit seelischen Zuständen in Zusammenhang gebracht. Vielleicht ist die seelische Zuordnung gerade auch beim Auge besonders naheliegend, weil das Auge eben der Spiegel der Seele ist. Auch wenn Ihnen vielleicht dabei manches zu einfach erscheint, lassen Sie die Zuordnung der Seelenzustände, wie sie im Kapitel „Was das Auge belastet" beschrieben werden, auf sich wirken, und üben Sie, ob Sie nun den geschilderten psychischen Krankheitsauslöser bei sich feststellen oder nicht, mit einer veränderten Einstellung!

Manchmal tritt eine Augenerkrankung auf, ohne dass eine psychische Veranlagung dazu zu erkennen oder auch ohne dass der Gesamtorganismus erkennbar beteiligt wäre. Aber selbst bei entsprechender körperlicher Disposition oder einer entsprechenden psychischen Veranlagung, wie beispielsweise der zunehmenden Unfähigkeit, die Gegebenheiten des Lebens klar zu sehen, wird nicht jeder einen grauen Star entwickeln.

Solche scheinbar rätselhaften Krankheiten lassen sich tatsächlich nur durch die Tatsache der wiederholten Erdenleben verstehen. Was kann die spirituelle Lehre von Reinkarnation und Karma zur Erhellung dieser unverständlichen und scheinbar ungerechten Erkrankungen beitragen?

Jacques Luysseran schildert in seiner Selbstbiographie „Das wiedergefundene Licht", wie er – bereits Brillenträger – mit sieben Jahren durch einen tragischen Unfall in der Schule auf beiden Augen blind wurde. Bis dahin hatte er die Entwicklungsmöglichkeiten eines relativ normalen, einigermaßen gesunden Jungen, von einem Tag auf den anderen wurde er, noch vor dem Zweiten Weltkrieg, zu einem Behinderten. Aber der kleine Jacques hatte Eltern, die feinfühlig und offen für Spirituelles waren. Es gelang ihnen, in dem kleinen Jungen die Zuversicht und das Wissen zu erhalten, dass er eigentlich alles sehen kann – weshalb Luysseran auch sein Buch „Das wiedergefundene Licht" nannte. Seine Autobiographie liest sich denn auch ein wenig wie ein Wunder. Er besuchte keine Blindenschule, sondern absolvierte als Blinder eine ganz normale Schullaufbahn, obwohl er nichts sah. Er besuchte später, als Jugendlicher, mit seinen Freunden das Kino oder das Theater, und seine Freunde fragten ihn, was er von der Aufführung hielt – obwohl er doch „eigentlich" nichts gesehen hatte. Aber der blinde Autor beschreibt ganz deutlich, dass er sehr wohl gesehen hatte – nur eben nicht mit den physischen Augen. Wenn wir uns erinnern, dass das eigentliche Sehorgan das Gehirn ist, erscheint das vielleicht nicht ganz so verwunderlich. Aber wahrscheinlich hatte Jacques Luysseran einfach gelernt, mit dem spirituellen Licht und der Fähigkeit des Visualisierens das zu ersetzen, was körperlich in seinen Augen zerstört worden war. Mit seiner Gabe, im geistigen Licht Menschen zu beurteilen, die er physisch nicht sehen konnte, wurde er zu einem unschätzbaren Mitkämpfer in der Résistence, dem Untergrundkampf gegen die nationalsozialistische Besatzung. Einmal schließlich irrte er, aber wiederum wie durch viele kleine „Wunder" überlebte der Blinde KZ und Krieg. Er selbst allerdings hat das nie als Wunder bezeichnet, sondern einfach als seine Fähigkeit, im geistigen Licht zu sehen.

Hätte er diese Gabe so entwickeln können, wenn er weiterhin mit den Augen gesehen hätte? Wahrscheinlich nicht. So kann jede Erkrankung für den Betroffenen, statt Ursache von Verzweiflung, Bitterkeit und Angst zu sein, zu einer Möglichkeit werden, Fähigkeiten und Begabungen zu entfalten, die sonst brachgelegen hätten. Und darum können wir uns mit unserem ewigen Wesenskern vor der physischen Geburt sehr wohl dafür entscheiden, eine Krankheit, und in diesem Fall speziell eine Augenkrankheit, zu entwickeln. So betrachtet, wird auch der Krankheitsverlauf eine Entdeckungsreise in die Tiefen unseres Selbst, zur Chance, eine Fülle neuer Erfahrungen zu sammeln, das Sehen in jeder Erscheinungsform zu erweitern und schließlich auch die übrigen Sinne mit all ihrem möglichen Wahrnehmungsreichtum zu entdecken.

Ganzheitliche Behandlung von Augenleiden

In der Naturheilkunde werden Sehschwächen beziehungsweise jedes Augenleiden als eine Erkrankung des gesamten Organismus angegangen. Diese Erkenntnis ist keineswegs neu, schon Hippokrates (ca. 460–377 v. Chr.), der berühmte antike Arzt, schrieb: „Krankheiten überfallen den Menschen nicht wie ein Blitz aus heiterem Himmel, sondern sind die Folgen fortgesetzter Fehler wider die Natur." Zwischen dem naturheilkundlichen, ganzheitlichen Ansatz für die Behandlung von Krankheiten und der sogenannten wissenschaftlichen Schulmedizin bestehen also immense Unterschiede. Im Interesse des Patienten sollten diese Gegensätze überwunden werden. Es sieht aber ganz so aus, als ob die Initiative dazu nur vom Kranken selbst ausgehen kann. Damit Sie als mündiger Patient selbst Entscheidungen darüber treffen können, wie das Augenleiden behandelt werden soll, stelle ich Ihnen hier die bekanntesten Methoden der Naturheilkunde vor.

Dabei gibt es, je nach Heilkunst, die verschiedensten Behandlungsansätze, die sich mit der Ursachenforschung der modernen Schulmedizin durchaus decken.

Klassische Homöopathie

Die Homöopathie wurde entwickelt von dem genialen Arzt, Chemiker und Schriftsteller Samuel Hahnemann (1755–1843). Die Homöopathie hat die weitere Entwicklung der Naturheilkunde nachhaltig beeinflusst, oft wird sie geradezu als Inbegriff der Naturheilkunde betrachtet. Möglich war diese Entwicklung durch die Lücke, die der Dreißigjährige Krieg und die nachfolgenden „Hexenverbrennungen" in Mitteleuropa gerissen hatten. Als Hexe oder Hexer wurden insbesondere alle diejenigen angeklagt, die nach den alten Traditionen heilten. Mit dem Mord an diesen Menschen ging auch das Wissen der traditionellen abendländischen Medizin verloren. Danach waren nur noch an den Universitäten ausgebildete Ärzte zugelassen, die durch Aderlass, Abführmittel und Trinkverbot die Patienten schwächten. Unhygienisch durchgeführte Operationen und gefährliche Arzneien taten ein Übriges. Alle Erneuerungsversuche der Heilkunde sind vor diesem Hintergrund zu verstehen.

Getrieben von seinem Wunsch, zu forschen und Neues zu entwickeln, und der Notwendigkeit, seine große Familie zu ernähren, führte Hahnemann ein ruheloses Leben mit vielen Ortswechseln innerhalb des damals noch in viele Einzelstaaten geteilten Deutschen Reiches. Geld verdiente er auch durch Übersetzungen anderer medizinischer Werke in verschiedene Sprachen. Seine Forschungen führten ihn von der Untersuchung eines bei Malariafieber üblichen Mittels zu jener Erkenntnis, welche die Homöopathie geprägt hat: dass Gleiches mit Gleichem zu heilen sei. Dabei entspricht also das ausgewählte Heilmittel dem Leiden, beziehungsweise würde bei einem gesunden Menschen vergleichbare Krankheitssymptome hervorrufen. Er formulierte das so: „Ein Arzneimittel, welches in großen Dosen krank macht, kann in kleinen Dosen als Heilinformation wirken und so die Unordnung im Organismus beseitigen. Eine solche homöopathische Arznei kann Störungen wandeln und in körperliche, seelische und geistige Heilung führen." In langjährigen Selbstversuchen fand Hahnemann Bestätigung für seine Theorie, in späteren Jahren kamen immer neue Bausteine hinzu. Wesentlich ist bis heute die Herstellung der Arzneimittel, welche durch Verreibungen oder Verschüttelungen immer weiter verdünnt werden, bis von der Grundsubstanz chemisch nichts mehr nachzuweisen ist. Dabei kann man die erstaunliche Entdeckung machen, dass Hochpotenzen oft weit wirksamer sind als die niedrigen Potenzen, insbesondere wenn es auch um den seelischen Aspekt der Krankheit geht. Nach und nach erreichte Hahnemann die Anerkennung seiner Heilweise, wurde aber von seinen „wissenschaftlichen" Kollegen immer wieder scharf angegriffen. Er selbst scheute harte akademische Auseinandersetzungen keineswegs. Hier liegt der Grundstein für die Polarisierung, die sich bis zum heutigen Tag fortsetzt. Die sogenannte wissenschaftliche Medizin lehnt Homöopathie als Hokuspokus ab, die Homöopathen haben ebenfalls wenig Wertschätzung für die schulmedizinisch arbeitenden Kollegen. Die Homöopathie fand schon zu Lebzeiten Hahnemanns in Amerika und vielen anderen Staaten eine große

Anhängerschar. Samuel Hahnemann starb hochbetagt in Paris. Seine Vitalität, Schaffenskraft und geistige Regsamkeit bewahrte er sich bis zu seinem Tode. Nach achtundvierzigjähriger Ehe Witwer geworden, heiratete er mit achtzig Jahren eine um fünfundvierzig Jahre jüngere Frau, eine französische Malerin. Diese Ehe hielt bis zu Hahnemanns Tod. Obwohl sie in Deutschland entstanden ist und seit Jahrzehnten erfolgreich angewendet wird, fehlt der Homöopathie bis heute Anerkennung und öffentliche Würdigung. Die naturwissenschaftliche medizinische Schule hat sich durchgesetzt, Homöopathie ist von den Universitäten verbannt und wird von den Krankenkassen zumeist nicht anerkannt, obwohl die Methode dort, wo sie geeignet ist, weitaus preiswerter ist als die Behandlung mit chemisch hergestellten Arzneien oder gar Operationen. Bis zu dem Tag, an dem die Wirksamkeit der potenzierten Arzneien auch mit naturwissenschaftlichen Experimenten nachgewiesen werden kann, dürfte sich an dieser bedauerlichen Tatsache nichts ändern. Wenn aber das Arzneimittel passend ausgewählt wird, dann spricht der geradezu spektakuläre Heilerfolg für sich. Die klassische Homöopathie hat sich entsprechend auch weltweit durchgesetzt und findet in vielen anderen Staaten und Kontinenten mehr Anerkennung als im Geburtsland Hahnemanns.

Die homöopathische Behandlung von Augenleiden unterscheidet sich nicht von der Methode, wie andere Leiden behandelt werden. In einer umfangreichen Anamnese listet der Homöopath die Symptome des Patienten auf und sucht das Mittel aus, das diesem

Krankheitsbild am ähnlichsten ist. Das Augenleiden ist demnach nur eines unter vielen Symptomen, behandelt wird die Gesamtkonstitution. Potenzierung, Häufigkeit der Arzneimittelgabe und weitere danach notwendige Mittel werden dem Heilungsverlauf angepasst. Homöopathische Heilmittel werden nicht nur aus Pflanzen, sondern auch aus Metallen, tierischen Substanzen oder verdünnten Krankheitserregern, hergestellt. Die schier unglaubliche Fülle von Symptomen und Mitteln stellt für den Therapeuten eine echte Herausforderung dar. Umfangreiches Wissen und Intuition sind dabei wesentliche Voraussetzungen für die Mittelwahl. Mittlerweile gibt es auch Computerprogramme, welche Nachschlagen und Wissen ersetzen sollen – was nicht immer von Vorteil ist. Passt das Mittel und ist es richtig dosiert, kommt es zu spektakulären Heilerfolgen, sonst geschieht nichts. Leider geschieht es auch, dass das Mittel nur halbwegs passt, was die Genesung oder Besserung des Augenleidens verzögert bzw. beeinträchtigt.

Da es am Anfang der Behandlung zu den sogenannten Erstverschlimmerungen kommen kann, also einer vorübergehenden Verschlechterung des Zustands, die insbesondere dann auftritt, wenn das Mittel sehr gut passt, sollte eine homöopathische Konstitutionsbehandlung stets mithilfe eines geschulten Therapeuten durchgeführt werden.

Biochemie nach Dr. Schüßler

Der Begründer dieser Heilweise ist der Arzt Wilhelm Heinrich Schüßler (1821–1898). Er stammte aus ärmlichen Verhältnissen und konnte daher keine höhere Schule besuchen. Autodidaktisch erlernte er sehr viele Sprachen bis hin zum Sanskrit. Er verdiente seinen Lebensunterhalt zunächst mit Sprachunterricht. Ein älterer Bruder ermöglichte ihm schließlich durch finanzielle Unterstützung das Medizinstudium. In nur zweieinhalb Jahren erwarb sich Schüßler in Paris, Berlin, Prag und Gießen die nötigen Kenntnisse und den Doktortitel. Um zum Staatsexamen zugelassen zu werden, musste er in seiner Heimatstadt aber noch die Abiturprüfung ablegen, die der „Herr Doktor" dann ebenfalls mit Auszeichnung bestand. Zu Beginn seiner Laufbahn widmete sich der hochbegabte Arzt ganz der Homöopathie. Diese Wissenschaft war damals noch durchaus im Aufbruch. Neben der Kritik aus den Reihen der Schulmedizin gab es auch Kontroversen innerhalb der homöopathischen Ärzteschaft, die nicht jede neue Entdeckung Hahnemanns bereitwillig aufnahm. Auch Dr. Schüßler betrieb eigene Forschungen mit einem damals noch ganz neuen Zweig der Wissenschaft, der Biochemie der Zelle. 1873 veröffentliche er erstmals einen Artikel über seine Forschungen, was ihm heftige Angriffe vonseiten der homöopathischen Ärzte einbrachte. Schließlich distanzierte sich Schüßler völlig von der Homöopathie. Als Grundlagenwerk seiner Mineralstofftherapie gilt bis heute sein Buch „Abgekürzte Therapie". Schüßler sah die Ursache jeder

Krankheit in einem Fehlen von Mineralstoffen innerhalb der Zelle. Seine zwölf biochemischen Salze sollen dem intrazellulären Milieu einen Anreiz liefern, diese Mineralstoffe wieder aufzunehmen. Deshalb ersetzen die Mineralsalze nach Schüßler auch nicht eine gesunde Ernährung. Heilung über Mineralsalze war ja nichts Neues, jede Badekur arbeitete nach diesem Prinzip. Das Besondere ist zunächst die Aufbereitung der Mineralstoffe in Dezimalverreibungen. Die Potenzierungen sind relativ niedrig. In der Wahl der Potenzierung sind alle Naturheilkundler des 19. Jahrhunderts der genialen Erfindung Hahnemanns gefolgt. Der grundlegende Unterschied zur Homöopathie, die ja auch die von Schüßler gewählten Mineralstoffe als Arzneimittel kennt, liegt darin: Hahnemann heilte nach dem Ähnlichkeitsprinzip, Schüßlers Therapie lief darauf hinaus, die fehlenden Salze zu ergänzen. Er formulierte das so: „Das Fehlen von Mineralien – den Lebenssalzen – hat funktionelle Störungen zur Folge, die durch gezielten Ausgleich der fehlenden Mineralien zur Heilung führen." Schüßler erkannte den vorherrschenden Mineralstoffbedarf teils an der Symptomatik des Patienten, teils an gewissen Mangelerscheinungen des Antlitzes. Er wollte der Fülle der homöopathischen Arzneimittel mit seinen gerade mal zwölf Salzen ein leicht verständliches Volksheilmittel entgegensetzen, was ihm auch gelang. Bald erfreute sich die Schüßler-Therapie einer außerordentlich großen Beliebtheit. Das Wissen, wie man damit umzugehen habe, wurde in „Biochemischen Vereinen" verbreitet, die sich nicht nur in Europa, sondern bis Indien, Australien und die USA ausbreiteten. Nach Schüßlers Tod fanden seine Schüler noch 12 weitere, die biochemischen Ergänzungssalze. Mitte des 20. Jahrhunderts geriet die Schüßler-Salzkur aber immer mehr in Vergessenheit, ihre Wirkungsweise kannten nur noch eingeweihte Heilpraktiker.

Die Schüßler-Salze wurden lediglich als Sonderform der homöopathischen Mittel verstanden, was weder den Begründer noch die frühen Homöopathen gefreut hätte. Berechtigterweise erlebt dieses Volksheilmittel gerade eine Renaissance. Einiges hat sich aber geändert. Dr. Schüßler verordnete seinen Patienten nach einer Antlitzdiagnostik und Anamnese ein einziges Salz. Er war ein starker Raucher, und einige Patienten waren der Meinung, dass er durch den Tabakqualm hindurch, der die ganze Praxis durchzog, eigentlich gar nichts hätte sehen können. Die Einnahme des Salzes hatte so lange zu erfolgen, bis die Krankheitssymptome völlig abgeklungen waren. Einen Therapiefehler hielt Dr. Schüßler nur für möglich, wenn das Lebenssalz nicht ausreichend lange genug eingenommen wurde. Genügte es Dr. Schüßler noch, ein einziges Salz zu verordnen, um die Heilung seiner unzähligen Patienten zu erreichen, so ist es heute üblich, mehrere Salze gleichzeitig und auch in höheren Dosierungen einzunehmen. Die Schüßler-Mineralsalztherapie ist wirksam, sie hat keine Nebenwirkungen und ist auch für Kinder sehr gut verträglich. Das macht sie für eine Laienanwendung besonders geeignet. So war sie ja auch gedacht. Allerdings sollte sich jeder Mensch, der sich mit diesen Salzen selbst behandeln will, doch Zeit nehmen. Zeit, die Heilung abzuwarten, denn die teilweise gravierenden Mineralstoffmängel, die beispielsweise zu Augenleiden geführt haben, lassen sich meistens nicht in wenigen Tagen beheben. Heilpraktiker/innen, die Erfahrung in der Therapie mit Schüßler-Salzen haben, können diese selbstverständlich gezielter einsetzen. Bei ernsthaften Augenkrankheiten sollte der Rat eines Therapeuten eingeholt werden. Unterstützung können Sie auch in einem „Biochemischen Verein" finden, von denen es mittlerweile wieder etliche gibt. Mehr über die Laienanwendung von Schüßlersalzen im Kapitel „Augen-Kuren".

Kneipp-Kur

Sebastian Kneipp (1821–1897) war kein Arzt, sondern katholischer Pfarrer. Kneipp heilte sich selbst mit seinen Wasseranwendungen von einem Lungenleiden, und seine Lebensführung überzeugt durch seine unermüdliche Schaffenskraft, mit der er sowohl den Pfarrberuf wie die Entwicklung seiner Heilmethode meisterte. Seine persönliche Integrität und vermutlich ein nicht unerhebliches diplomatisches Talent führten dazu, dass die „Kneipp-Kur" schon zu seinen Lebzeiten weltweit anerkannt wurde, und er geriet dadurch auch nicht in nennenswerte Konflikte – weder mit Behörden noch mit seinen geistlichen Vorgesetzten oder Ärzten. Seine Bücher wurden Bestseller und in viele Sprachen übersetzt. Die Einfachheit seiner Heilmethode überzeugt heute wie vor 200 Jahren. Allerdings wird heutzutage manchmal vergessen, dass es Kneipp nicht nur um Diät und Wasseranwendungen ging, sondern dass er für seine Patienten Pflanzenheilkunde einsetzte und ihnen zu ausreichender Bewegung riet. Seine sogenannte „Ordnungstherapie" betrachtete er als wesentlichen Bestandteil der Gesundung. Unter Ordnungstherapie verstand er eine Ausgeglichenheit im Leben, den Einklang von Wertvorstellungen und Lebensführung, der schließlich auch zur körperlichen Harmonie führt – eine sehr moderne Auffassung also. Dass die Kombination diverser Veränderungen in der Lebensführung zur Heilung führen können, ist gut zu verstehen. Es geht bei der Kneipp-Kur also nicht um vereinzelte Anwendungen, sondern um eine grundlegende Veränderung der Lebensführung.

Die für die Kneipp-Kur typischen Kaltwasseranwendungen haben eine Belebung des Blutkreislaufs zum Ziel. Wenn die Versorgung des Körpers mit Sauerstoff gut funktioniert und auch der Abtransport des venösen Blutes optimal geregelt ist, heilt jede Entzündung ab, und der Körper wird gekräftigt. Bei der Kneipp-Kur werden die Wasseranwendungen mit einer Heildiät, eventuell auch mit Heilfasten, kombiniert. Kneipp äußerte sich zu Augenleiden wie folgt: „Was im Kopf sich ansammelt, wählt so gern den Ausgang durch die Augen. Zur Entlastung des Kopfes wird daher besonders das Senffußbad empfohlen.

Zu den Basisanwendungen der Kneipp-Kur, die den Zustand eines kranken Auges positiv beeinflussen sollen, gehörten also: die Ganzwaschung, das Halbbad, der Schenkelguss sowie das Barfußlaufen im Tau oder das Wassertreten.

Bei Entzündungen des Auges empfiehlt Kneipp kalte Waschungen des Gesichts und des Halses sowie Augenbäder mit kaltem Augentrostaufguss oder Aloe-wasser.

Besonders bei Entzündung der Netzhaut kommen zusätzlich Waden- und Fußwickel zum Einsatz.

Bei grauem Star im Frühstadium gibt es zusätzlich Augenwaschungen mit Alaunwasser, bei grünem Star ebenfalls Wadenwickel, schweißtreibende Maßnahmen, und die Ganzwaschung soll mit Essigwasser erfolgen. Das Senffußbad am Abend zählt zur wichtigsten Maßnahme, zur Entlastung des Kopfes. Dafür wird in einer kleinen Wanne eine dicke Paste aus Senfmehl und heißem Wasser angerührt, mit möglichst heißem Wasser aufgegossen und darin das Bein bis zu den Knien zwanzig Minuten gebadet. Dann folgen ein kurzer lauwarmer Guss auf die Beine und unbedingt Nachtruhe (Vorsicht bei Venenleiden!).

Die Diät ist immer fleischlos, salzarm und schwach gewürzt, außerdem herrscht striktes Alkohol- und Ni-kotin-verbot.

Eine so umfangreiche Kneipp-Kur sollte niemals ohne fachkundige Anleitung erfolgen. Speziell bei Venenleiden muss ein Badearzt beurteilen, ob das Senffußbad durchgeführt werden darf. Wenn Ihnen die Möglichkeit fehlt, eine Kur in einem Kneipp-Kurort durchzuführen, suchen Sie Rat bei einem Heilpraktiker, einem entsprechend ausgebildeten Badearzt, oder bei einem Kneipp-Verein.

Felke-Kur

Leopold Emanuel Felke (1856–1925) wurde unter dem Namen „Lehmpastor" bekannt. Er war auch Geistlicher, allerdings evangelischer. Die Not der Kranken scheint den Seelsorger ebenfalls inspiriert zu haben. Felke studierte einige Semester Medizin, stand aber mit Ärzten nicht in gutem Einvernehmen. Die Felke-Kur bezieht die Elemente Licht, Luft, Erde und Wasser mit ein. Auch Felke erlebte einen großen Zustrom an Kranken, seine „Jungborn" genannten Kuren verbreiteten sich rasch in ganz Deutschland. In späteren Jahren konnte er seine Heiltätigkeit nicht mehr mit seinen geistlichen Pflichten in Einklang bringen, sodass er sich nur noch der Heilkunst widmete. Felke trug wesentlich zur Entwicklung der modernen Irisdiagnostik bei. Für dieses Diagnoseverfahren wird nur durch Betrachtung der verschiedenen Erscheinungen und Entwicklungen, Farbabstufungen und der Zerklüftungen der Schattierungen der Iris eine Krankheitserkennung durchgeführt. Obwohl sowohl im europäischen Altertum wie auch in der TCM (Traditionelle Chinesische Medizin) ein bewährtes Diagnoseverfahren, wurde – und wird leider noch heute oft – die Irisdiagnostik als unseriös abgetan. Dabei ist sie, von einem gut geschulten und erfahrenen Diagnostiker durchgeführt, eine ebenso sichere wie preisgünstige Vorsorgeuntersuchung. Im Jahr 1909 wurde Felke angeklagt. Durch den sogenannten Kurpfuscherprozess wurden er und die Irisdiagnose schlagartig berühmt, die Irisdiagnose dadurch widerwillig auch anerkannt.

In Anwesenheit von vierzehn „Sachverständigen" wurden dem Lehmpastor zwanzig vermummte Kranke vorgeführt, und er sollte ohne jegliche Kenntnisse über diese Personen anhand der Iris seine Diagnose stellen. Die Ergebnisse waren so überzeugend, dass Felke freigesprochen wurde. Sein Motto „Die Iris diktiert das Rezept" ließ ihn auch eigene Medikamente entwickeln, die sogenannten homöopathischen Komplexmittel, in denen mehrere homöopathische Wirkstoffe verbunden werden. Felke selbst hielt sich allerdings nicht an die strengen Gesundheitsrichtlinien, die er seinen Kurgästen auferlegte. Er rauchte und trank recht gern und saß auch noch spätabends in den Wirtsstuben von Bad Sobernheim, während die Kurgäste schon lange ihren Heilschlaf hielten. So erlag Felke denn schließlich auch einer schweren Erkrankung.

Bei der Felke-Kur geht es ebenfalls darum, den Körper wieder ins Gleichgewicht zu führen. Dadurch soll sich jeder Krankheitsprozess regulieren. Kernstück der Kur sind Lehmanwendungen. Nach einem Kaltwasser-reibebad am Morgen sowie Gymnastik, das Ganze unterstützt von einer strengen Diät, waren vormittags und nachmittags die Lehmbäder im Freien das Kernstück der Kur. Das „Baden" im Lehm hat stark entgiftende Funktion, durch den schweren Lehm und die notwendige Bewegung darin werden die Durchblutung und der Fluss der Lymphe angeregt, außerdem werden durch die Haut Giftstoffe ausgeschieden und im Lehm gebunden. Ein warmes Heublumensäckchen auf die Leber nach jeder Mahlzeit gehört ebenfalls zur Unterstützung der Entgiftung, allerdings wurde von Felke die Lehm-Kur meist in Verbindung mit einer Heilfasten-Kur empfohlen. Der Felke-Kur wird insbesondere eine heilsame Wirkung auf die Leber, auf allergische und rheumatische Erkrankungen nachgesagt. Alle diese Leiden können Erkrankungen des Auges nach sich ziehen. Eine Felke-Kur ist nur in einer entsprechenden Kureinrichtung durchzuführen, denn die Zusammensetzung des Lehms entscheidet über den Erfolg der Kur.

Anthroposophische Medizin

Auch die anthroposophische Medizin hat natürlich einen Begründer: Rudolf Steiner (1861–1925). All die anderen Erneuerer der Naturheilkunde hatten ein religiös-philosophisches Gedankengerüst, das sie ihrer Heilweise zugrunde legten. Bei Rudolf Steiner ist dieses so ausgearbeitet, dass es oft eine Ideologie genannt wird. Vielleicht weil es sich nicht mehr allein um dem Abendland vertrautes christliches Gedankengut handelt, sondern um eine auch esoterische Lehre, die östliche Weisheiten mit einbezieht. Aus der Anthroposophie (aus dem Griechischen, bedeutet Menschenweisheit) sind viele Einrichtungen entstanden, die nach diesem Prinzip arbeiten, landwirtschaftliche Betriebe, Schulen und Kindergärten (unter dem Namen „Waldorf" bekannt) und eben auch Therapeutika und Krankenhäuser, in denen mehrere Therapieformen unter einem Dach angeboten werden. Die anthroposophische Medizin versteht sich als Ergänzung zur Schulmedizin. Deshalb wird in anthroposophisch geführten Krankenhäusern auch operiert beziehungsweise werden auch schulmedizinische Methoden angeboten, und es kann durchaus vorkommen, dass ein anthroposophisch-orientierter niedergelassener Arzt auch einmal Antibiotika verschreibt, wenn es ihm angezeigt erscheint. Das Besondere an der anthroposophischen Medizin ist, dass sie tatsächlich in allen therapeutischen Ansätzen die spirituelle Realität des Menschen mit einbezieht. Dabei wird auf vier Wesensglieder des Menschen geschaut, den physischen Leib, den Ätherleib, den Astralleib und das Ich. Jede Krankheit wird als eine Disharmonie im Zusammenwirken dieser Wesensglieder betrachtet, und die Behandlung zielt immer darauf ab, die Harmonie im ganzen Menschen wiederherzustellen, um die Gesundung herbeizuführen. Zum spirituellen Hintergrund gehört es aber auch, Karma und Reinkarnation als geistige Gesetze anzuerkennen, die den Verlauf der Krankheit bestimmen.

Das macht denn auch die „menschengemäße" Behandlung aus, die von allen Patienten gelobt wird, die ein solches Kranken- oder Kurhaus besucht haben. Auch die anthroposophischen Medikamente bauen auf Hahnemann auf, folgen also dem Herstellungsverfahren der Potenzierungen. Es gibt aber auch spezielle Zubereitungen, wie etwa die sogenannten „vegetabilisierten Metalle". Insofern werden natürlich auch diese Medikamente angezweifelt, weil die Potenzierungen den Wirkstoff ja so stark verdünnen, dass er naturwissenschaftlich nicht mehr nachweisbar ist. Wahrscheinlich das bekannteste und im Rahmen der biologischen Krebstherapie auch viel verwendete Medikament ist das Mistelpräparat. Das nachhaltige Bemühen, hier einen wissenschaftlichen Beweis zu erbringen, hat immerhin dazu geführt, dass die Kosten für dieses Präparat immer häufiger auch von Kassen erstattet werden.

Die anthroposophische Therapie folgt also auch einem Gesamtkonzept, welches Ernährung, Lebensweise und besondere Anwendungen, wie zum Beispiel Wickel und rhythmische Massagen, beinhaltet. Außergewöhnlich sind die künstlerischen Therapien, die das Ziel haben, die Lebenskräfte wiederzuerwecken und zu stärken. Dazu gehört eine spezielle Bewegungskunst, die Eurhythmie, Mal-, Sprach- und Musiktherapie. Interessant kann bei Augenleiden vor allem die Farb- und Maltherapie sein, die sich am Farbenkreis von Goethe orientiert.

Der Impuls der Anthroposophie hat auch Industriezweige befruchtet. Deshalb sollte noch erwähnt werden, dass es ganz hervorragende Produkte gibt, wie Augentropfen oder Bäder auf natürlicher Basis, die in ausgezeichneter Qualität im Fachhandel erhältlich sind (siehe Kapitel „Hilfreiche Tipps").

Osteopathie

Auch die Heilkunst Osteopathie ist verknüpft mit einem genialen Geistlichen, Andrew Taylor Still (1828–1917). Still war Arzt, methodistischer Pastor und Landwirt. Er entwickelte eine Heilkunst, die ohne Medikamentengabe auskommt, indem sie die Strukturen des Körpers in ihre anatomisch korrekte Position bringt. Daraus entwickelten sich dann weitere Methoden, wie die Chiropraktik, die manuelle Therapie oder die cranio-sakrale Therapie, eigentlich Teilbereiche der Osteopathie. Sowohl die ärztliche wie auch die geistliche Praxis erlernte Still von seinem Vater, und Landwirt musste man sein, um zu überleben, denn Andrew Taylor Still wuchs auf im „Wilden Westen" der USA. Die sicherste Therapie war zu jener Zeit auch in der Neuen Welt, bei Krankheit nichts zu tun, also insbesondere keinen Arzt zu konsultieren. Dennoch lernte Still zunächst das Aderlassen sowie mit den damals in der Medizinerwelt hochgeschätzten Medikamenten Kalomel und Quecksilber umzugehen, die grundsätzlich bei Erkrankung verabreicht wurden und vor allem zu Zahnausfall führten. Still interessierte sich auch sehr für Mechanik und zunächst für landwirtschaftliche Maschinen, welche die harte körperliche Arbeit erleichtern sollten. Darüber entdeckte er schließlich die Biomechanik der menschlichen Gelenke. Viele Jahre lang widmete er sich insgeheim diesen Studien. Währenddessen wurde sein Leben von persönlichen Tragödien überschattet: Seine erste Frau und vier seiner Kinder starben. Während der Sezessionskriege wurde er in die Armee eingezogen und als Arzt eingesetzt. Diese Erfahrung veranlasste ihn zur endgültigen Abkehr von der bis dahin praktizierten Medizin, obwohl er auch später noch gelegentlich Operationen durchführte. Still versuchte schon bald, seine Erkenntnisse über anatomische und biomechanische Zusammenhänge als Unterrichtsfach an einer Universität zu lehren, weil ihm klar war, dass nur so die Medizin seiner Zeit zu verändern sei. Er scheiterte mit seinem ersten Versuch und musste sich, verlacht und gemieden wegen seiner Theorien und seiner Tätigkeit, aus der Öffentlichkeit zurückziehen. Für Still hatte seine Heilkunst auch religiösen Charakter. Den 22. Juni 1874 erlebte er als einen Wendepunkt seines Lebens, den er so beschreibt: „Nicht in meinem Herzen bin ich getroffen, sondern in meinem Verstand" (wörtlich „Dome of reasons"). „Ich erkannte, dass das Wort Gott Perfektion bedeutet, und dies in allen Sachen und Orten sich manifestiert."

Von da an widmete sich Still kompromisslos der Entwicklung seiner Heilmethode, die er schließlich Osteopathie nannte. Diesen Namen wählte er, weil am Anfang der Osteopathie die Erkenntnis stand, dass im menschlichen Skelett die Ursache von Krankheit und Gesundheit liegt. Praktisch bedeutet dies, dass eine Fehlstellung in den Gelenken zu einer Störung der Nerven- und Blutversorgung führen kann und dieser Zustand über kurz oder lang zu der Ausbildung der verschiedensten Krankheiten führt. Später kamen noch „Korrekturen" der Position der Bauchorgane und der Schädelknochen hinzu. Andrew Taylor Still gelangen so spektakuläre Heilerfolge, dass er schließlich die

Anerkennung der Behörden erreichte. Er durfte eine eigene medizinische Lehranstalt gründen und seine Osteopathie lehren. Nach Still bedeutete dies das Studium der „Anatomie, Anatomie, Anatomie", dabei ging es vor allem um anatomische Zusammenhänge. Seine Ablehnung gegen Medikamente behielt Still bei, aber er führte gelegentlich noch Operationen durch, wenn die Kranken erst dann zu ihm kamen oder gebracht wurden, wenn ein Leiden bereits sehr weit fortgeschritten war.

Auch Diäten, die über die Empfehlung einer gewissen Mäßigung hinausgingen, hielt er nicht für nötig, weil er der Meinung war, dass, sowie der Körper gesund und gut funktioniere, auch alles verdaut werden könnte. Andrew Taylor Stills Bemühen um staatliche und wissenschaftliche Anerkennung wurde von Erfolg gekrönt. Schon zu seinen Lebzeiten akzeptierten viele der amerikanischen Bundesstaaten die Osteopathie als einen eigenen Zweig der Medizin, der letzte Staat, der sich zu diesem juristischen Schritt entschied, war Kalifornien im Jahre 1974. Während Osteopathie in den USA also ein anerkanntes Medizinstudium besonderer Prägung darstellt, etablierte sie sich in Europa erst ab 1960. Mittlerweile wächst das Interesse an dieser Heilkunst, als Heilmethode anerkannt ist sie aber, wie die meisten Naturheilverfahren, in Europa noch nicht.

Die osteopathische Behandlung von Augenleiden erfolgt nach einer Untersuchung, die den gesamten Körper betrachtet. Dabei wird aber sicherlich ein besonderes Augenmerk auf alle jene Schädelknochen gerichtet werden, welche die Augenhöhle bilden (es sind 14!), außerdem wird eine genaue Überprüfung der Position der Hals- und Brustwirbel erfolgen und weitere Organsysteme entsprechend der osteopathischen Diagnostik untersucht. Die Behandlung kann nur von einem entsprechend ausgebildeten Therapeuten durchgeführt werden.

Phytotherapie

Vom reichen Erfahrungsschatz der Pflanzenheilkunde, dem Grundbaustein der traditionellen abendländischen Medizin, ist leider nicht allzu viel erhalten geblieben. Das Wissen um die Wirksamkeit bestimmter Heilpflanzen wurde zunächst mündlich von einer Generation auf die nächste übergeben. Als Kaiser Karl der Große die christlichen Klöster mit erheblichen Privilegien ausstattete, konzentrierte sich die Heilkunst nach und nach in diesen Zentren, die bald in ihren gut gepflegten Klostergärten auch Pflanzen des Mittelmeers oder noch exotischeren Ursprungs kultivierten. Dieser auch als „Kräuterwende" bezeichnete Einschnitt in die botanische Geschichte Mitteleuropas brachte zwar neue Pflanzenreichtümer, verdrängte aber auch einheimische Pflanzen, die entweder ausstarben oder um deren Wirksamkeit wir nichts mehr wissen. Mit dem Beginn der Buchdruckerkunst gab es botanische Bücher, die mehr Verbreitung fanden als die handgeschriebenen Kopien der Klosterbibliotheken. Pflanzenheilkunde ist also eine tief in unserer Geschichte verwurzelte Volksheilkunde. Letzten Endes sind ja die heutigen allopathischen Präparate häufig nur chemische Nachbildungen dieser ursprünglich aus Pflanzen hergestellten Medikamente – wobei zu bedenken ist, dass auch pflanzliche Medikamente durch chemische Prozesse hergestellt werden! Allgemein unterscheidet man heutzutage zwischen pflanzlichen und chemischen Mitteln – wobei Letztere als weniger wirksam gelten und deshalb, wenn überhaupt, von Ärzten nur bei leichten Beschwerden verordnet werden. Überdies werden die Kosten für die meisten nicht erstattet. Unter chemischen Medikamenten werden dann solche verstanden, deren Bausteine synthetisch hergestellt werden. Diese Ausdrucksweise kann zu einiger Verwirrung führen!

Leider gibt es nicht mehr viele Therapeuten/innen, die sich ausschließlich auf die Phytotherapie spezialisiert haben. Entscheidend ist bei den Heilpflanzen die Zubereitung, etwa kalte oder heiße Aufgüsse, die innerlich als Tee oder äußerlich als Auflagen und Wickel verwendet werden, Destillate oder gepresste Tabletten, die früher in der Apotheke hergestellt wurden. Manche Pflanzenextrakte sind am wirksamsten, wenn sie intravenös, also als Injektion, verabreicht werden. Heutzutage werden dazu meistens industriell hergestellte Fertigprodukte verwendet. Da dadurch auch die Qualität mehrfach geprüft und hochwertig ist, muss das zwar nicht als nachteilig angesehen werden, leider sind gewisse Pflanzenpräparate dadurch aber auch nicht erhältlich, weil sich die industrielle Zubeitung nicht lohnt.

Die wichtigste Pflanze bei Augenleiden ist sicherlich Augentrost (Euphrasia), das immer wieder in alten botanischen Büchern erwähnt wird und von alters her bei allen Arten von Entzündungen, auch bei Sehschwäche, eingesetzt wurde. Üblich ist die Verwendung eines Absuds, mit dem man das Auge direkt spülen oder feuchte Kompressen zum Auflegen herstellen kann. Genauso wird mit dem ebenfalls bei Augenleiden sehr wirksamen Fenchel (Foeniculum vulgare) verfahren, der speziell die Sehkraft stärken soll. Pfefferminze (Mentha piperita) wird als eingeatmetes Dampfbad (ausschließlich bei Erwachsenen!) mit gutem Erfolg bei trockenen Augen angewendet, es hilft besonders dann, wenn die Augenentzündung mit einer rheumatischen Erkrankung gekoppelt ist. Ebenfalls eine lange Tradition als Mittel gegen Augenkrankheiten hat die Weinraute (Ruta graveolens). Ein altes Hausrezept ist Weinraute, vierzehn Tage lang in Schnaps eingelegt, mit Wasser verdünnt, dann mit einem darin getränkten Tuch auf die Augen aufgelegt.

Auch mit Schöllkraut werden Augentropfen oder -bäder hergestellt, die das ermüdete Auge kräftigen und erfrischen.

Eine außerhalb Europas wachsende Pflanze ist Aloe, die als Emulsion äußerlich auf Lidrandentzündungen aufgetragen wird. Eine Injektions-Kur mit Aloeampullen wird bei fast allen ernsteren Augenerkrankung eingesetzt, allerdings muss über einen Monat täglich eine Spritze gesetzt werden, nach einem Monat Pause wird die

Kur dreißig Tage lang wiederholt. Die Behandlung mit Aloespritzen verspricht Besserung bei grauem und grünem Star, Hornhaut- und Bindehautentzündungen. Sie sollte von einem Therapeuten durchgeführt werden, der damit bereits Erfahrungen gesammelt hat.

Bei Glaukom wird mithilfe der Phytotherapie versucht, über eine vermehrte, auch qualitativ verstärkte Harnausscheidung Giftstoffe auszuscheiden, die Flüssigkeitsmenge im Körper zu verringern und den Stoffwechsel insgesamt anzuregen. Geeignete einheimische Pflanzen für eine solche Tee-Kur sind Holunder, Brennnessel, Birkenblätter und Schachtelhalm. Eine solche Tee-Kur muss bei den ersten Anzeichen eines Glaukomleidens vorbeugend und mit kurzen Kurpausen häufig wiederholt werden.

Traditionelle Chinesische Medizin (TCM)

Auch TCM ist nur vor dem Hintergrund einer jahrtausendealten Kultur wirklich zu verstehen und letzten Endes auch anzuwenden. Zur traditionellen chinesischen Medizin gehört das philosophische Wissen um das Qui, die Grundenergie, die sich in die beiden polaren Kräfte Yin und Yang teilt. Yin und Yang wiederum bilden die fünf Elemente. Jedem dieser fünf Elemente, die sich auch in fünf Menschentypen und fünf (!) Jahreszeiten spiegeln, werden ein Yin- und ein Yang-Meridian zugeteilt. Auch die Ernährung wird darauf abgestimmt. Die chinesische Medizin besteht aus Kräuterheilkunde, der Moxibustion (dabei werden durch Abbrennen von

Kräuterstiften in der Nähe von Akupunkturpunkten diese stimuliert) und der Akupunktur. Natürlich gibt es auch spezielle Massagen und die Behandlung mit Akupressur. Diese Methode, mit den Fingern bestimmte Meridianpunkte zu drücken, wird zumindest dort, wo die traditionelle Medizin in China noch lebt, weitgehend von Laien praktiziert. Operationen oder andere Notfallpraktiken, aus denen unsere westliche Medizin besteht, waren unbekannt, deshalb ist gerade die TCM eine vorbeugende Medizin. So ist auch jene Anekdote zu verstehen, die gern erzählt wird: dass nämlich der antike chinesische Arzt nur bezahlt wurde, wenn die Familie gesund blieb. Umstellung der Ernährung bei jedem Jahreszeitenwechsel und möglichst frühzeitige Diagnostik jedes kleinen Ungleichgewichts waren demnach Selbstverständlichkeiten. Regelmäßige heilsame Bewegungsübungen wie im Qi Gong sind ein wichtiger Bestandteil der Therapie. Dabei ist es keineswegs so, dass mit Akupunktur nicht auch lebensgefährliche Zustände behandelt werden könnten. Es scheint, zumindest aus der Entfernung, als habe sich in China die Verbindung von traditioneller, naturheilkundlicher und moderner westlicher Medizin weitaus unproblematischer gestaltet, als wir es aus unserem Kulturraum kennen. So erregten auch bei schulmedizinisch ausgebildeten Ärzten Filme von Operationen, die nur mit Akupunktur, ohne Narkose, also bei vollem Bewusstsein der schmerzfreien Patienten gemacht wurden, Aufsehen. Mittlerweile gibt es teilweise auch von Kassen bezahlte Akupunkturbehandlungen, zum Beispiel bei Migräne.

Die TCM behandelt aber klassischerweise nicht nach Symptomen, sondern nach der Pulsdiagnose der Meridiane. Nur bei einem Therapeuten, der sich wirklich gründlich mit der chinesischen Denkweise des Altertums auseinandergesetzt hat, und dieses möglichst nach jahrelangem Studium in China selbst, kann sich der Patient einigermaßen sicher sein, dass auch die Behandlung in diesem Sinn durchgeführt wird.

Welche Meridiane kämen nun für eine Augen-behandlung am wahrscheinlichsten in Betracht? Das Auge und die Tränenflüssigkeit werden dem Holzelement zugeordnet, das aus dem Yin-Meridian der Leber und dem Yang-Meridian der Gallenblase zusammengesetzt ist. Ob Astigmatismus, Kurz- oder Weitsichtigkeit, Erblindung, grauer oder grüner Star: Alle Augensymptome würden also zunächst zu einem dieser beiden Meridiane führen. In den chinesischen Klassikern heißt es: „Die Leber öffnet sich in die Augen." Aber das Herz und seine vier (!) Meridiane haben ebenfalls einen Einfluss. Denn das Feuerelement, das sich im Organ Herz, im Perikard, im Dünndarm und dem Meridian Dreifacher Erwärmer äußert, beherbergt Shen, den Geist. Und ein harmonischer Geist ist daran zu erkennen, dass die Augen eines Menschen strahlen und leuchten.

Ayurvedische Medizin

Die ayurvedische Medizin stammt aus der indischen Kultur und ist vermutlich sogar noch älter als die chinesische. Auch diese Heilkunst ist in einen philosophischen und kulturellen Zusammenhang eingebettet. Sich ayurvedisch behandeln zu lassen sollte denn auch eine veränderte Lebensweise zur Folge haben, um die Heilung dauerhaft werden zu lassen. Es gibt verschiedene Richtungen der ayurvedischen Heilweise. Als spirituelle Technik ist die transzendentale Meditation bekannt geworden, die nachweislich stressvermindernd und damit blutdrucksenkend wirkt, aber auch insgesamt auf Heilungsvorgänge im Körper eine gute Wirkung hat. Yoga gehört als heilsame Bewegung zur ayurvedischen und indischen Tradition. Ein wesentlicher Bestandteil der ayurvedischen Medizin ist auch die Ernährung, die, überwiegend vegetarisch, an die indische Küche erinnert, aber doch wesentlich weniger scharf, fett und kalorienreich ist als diese. Aber auch bei dieser Kost geht es darum, die verschiedenen Konstitutionstypen, die sich in allen Bereichen des Lebens zeigen, in einen harmonischen Einklang zu bringen. Medikamente und Anwendungen der ayurvedischen Medizin basieren auf den indischen Kräutern. Es gibt Wickel, spezielle Heilmassagen, Einreibungen und Bäder. Die Medikamente werden hauptsächlich auf Pflanzenbasis hergestellt.

Die Deutsche Gesellschaft für Ayurveda hat sich in umfangreichen Studien bemüht, die Wirksamkeit von speziellen Präparaten bei Augenleiden nachzuweisen. Grundsätzlich erfordert auch die ayurvedische Behandlung eine Berücksichtigung der Gesamtkonstitution. Der Ayurveda kennt nur drei Konstitutionstypen – Vata, Pitta und Kapha –, die allerdings auch in Mischformen auftreten können, und versucht über Nahrung und Lebensführung ausgleichend auf gesundheitliche Probleme einzuwirken. Da unsere hektische westliche Lebensweise aber meist wenig Spielraum für Veränderungen der Lebensführung lässt, braucht man schon einiges an Willens- und Durchhaltekraft, um die gewünschten und erforderlichen Veränderungen in diesem Sinne durchzuführen.

Am ungewöhnlichsten erscheinen die äußerlichen Anwendungen von Gheezubereitungen (geklärte Butter) bei Augenleiden. Dies wird zum Beispiel mit Einnahme von Kräuterpräparaten kombiniert, bei Glaukompatienten eingesetzt. Für die Behandlung von grauem Star gibt es Einzelpräparate und kombinierte Mittel, die auch bei altersbedingter Sehschwäche eine gute Wirkung haben sollen. Die ayurvedische Medizin erfreut sich in den letzten Jahren im Westen bei den Patienten einer wachsenden Beliebtheit. Als Heilmethode anerkannt ist sie in Europa nicht. Es gilt, ähnlich wie bei der TCM, dass der Therapeut einige Voraussetzungen erfüllen muss, um wirklich erfolgreich und im Sinne des Ayurveda zu arbeiten.

Den richtigen Therapeuten finden

Was bietet nun die sogenannte Schulmedizin? Die modernen, naturheilkundlichen Heilmethoden sind fast alle im 19. Jahrhundert als Alternative zu den gefürchteten Behandlungen der „Schulmediziner" entstanden. Deren Methoden waren nun auch im westlichen Abendland ganz besonders erneuerungsbedürftig, denn die arabischen und jüdischen Ärzte praktizierten seit dem Mittelalter eine hochentwickelte Kräuterheilkunde, und auch das Operieren mit der größtmöglichen Asepsis war ihnen bekannt. Die starre Haltung der Ärzte traf ja auch die besten in den eigenen Reihen: Ein Dr. Ignaz Semmelweis (1818–1865), der die für uns heutzutage unvorstellbar unhygienischen Verhältnisse als Ursache für die hohe Sterblichkeit der Frauen im Kindbett zurückführte (die Ärzte des Krankenhauses gingen direkt von der Leichensektion zu den Gebärenden, ohne sich auch nur die Hände zu waschen) und Hygiene sowie Desinfektion forderte, wurde von seinen Kollegen für geisteskrank erklärt und starb unter ungeklärten Umständen in einer Anstalt. Dennoch hat seine Arbeit eine gänzlich neue Ära der chirurgischen Eingriffe ermöglicht.

Nach wie vor verfügt die westliche Medizin über Maßnahmen, die insbesondere dann sinnvoll sind, wenn eine Krankheit schon so weit fortgeschritten ist, dass sie sich in ernsten Symptomen, veränderten Blutwerten und bildgebenden Verfahren zeigt.

Speziell in der Augenheilkunde gibt es mittlerweile eine Fülle von Medikamenten in Tropfenform, die Operationen zur Erhaltung des Augenlichts lange hinausschieben können. Operationen beispielsweise beim Grauen Star sind schon seit dem frühen Mittelalter bekannt, womöglich gab es sie auch schon im Altertum. Heutzutage ist dieser Eingriff, der noch vor dreißig Jahren einen wochenlangen Krankenhausaufenthalt erforderte, zu einer ambulanten Operation ohne größeres Risiko geworden. Die Fortschritte von Laser-Behandlungen bei Netzhautablösungen sind geradezu atemberaubend, und die Verfahren verbessern sich unentwegt. Wer eine Augenoperation planen kann, für den lohnt es sich durchaus, ein, zwei Jahre zu warten, weil immer neue Techniken entstehen, diese aber erst von den Fachchirurgen erlernt und geübt werden müssen. Ist eine Operation wirklich unumgänglich geworden, dann führen Sie vorher die im Kapitel „Augen-Kuren" geschilderte Visualisierungsübung durch.

Für das Glaukom fehlt eigentlich bis heute eine wirkungsvolle alternative Therapie; am ehesten kann, zumindest in vielen Fällen, eine Besserung durch eine Korrektur der Position der Schädelknochen und Halswirbel erreicht werden. Aus der Tradition der Naturheilkunde sind wenige Therapien überliefert, außer den ayurvedischen Zubereitungen sind die meisten Ansätze neueren Datums. Wahrscheinlich wurde dieses Leiden früher gar nicht so recht erkannt, weil es sich ja über einen langen Zeitraum völlig symptomlos entwickelt und sich erst dann in größeren Sehfeldeinschränkungen bemerkbar macht, wenn der Patient kurz vor dem völligen Erblinden steht. So sinnvoll und heilsam also ergänzende naturheilkundliche und spirituelle Maßnahmen hier auch sein können, es ist nicht ungefährlich, gerade bei diesem Leiden die allopathische Therapie völlig abzulehnen.

Ähnliches gilt für Netzhautablösungen. Andere Augenerkrankungen wiederum, zum Beispiel das „trockene Auge", sprechen gerade auf die altbewährten, natürlichen Verfahren sehr viel besser an als auf allopathische Augentropfen. Für alle aber gilt, dass die geschilderten Augenübungen eine ganz besondere Hilfe bei den alltäglichen Belastungen der Augen darstellen, seien diese nun krank oder gesund.

Da in vielen, aber durchaus nicht allen Ländern Europas die Polemik und die Kontroversen zwischen naturheilkundlich arbeitenden Ärzten und vor allem Heilpraktikern und den allopathisch geschulten Ärzten und Chirurgen historisch gewachsen und geradezu Tradition geworden sind, werden sie auch nicht so leicht abzustellen sein. Die Diskussionen haben weder mit Logik noch mit Kosten zu tun, denn es gibt genügend chemische Medikationen, die überaus teuer sind und deren Wirkungsweise auch noch nicht hinreichend bewiesen ist. Dem Patienten schadet die mangelnde Zusammenarbeit zwischen zwei Herangehensweisen, die sich eigentlich ergänzen könnten. Er sollte sich seiner Macht als

Kunde bewusst werden, und diese Zusammenarbeit immer wieder einfordern.

Wenn Sie also bereits einen Augenfacharzt konsultieren, sollten Sie ihn nicht wechseln, nur weil Sie jetzt Augenübungen durchführen oder begleitend, womöglich sogar als Haupttherapie, klassische naturheilkundliche Verfahren anwenden wollen. Informieren Sie den Arzt oder die Ärztin darüber, und suchen Sie ihn regelmäßig zur Verlaufskontrolle auf. So wird nach und nach die Wirksamkeit des reichen Erfahrungsschatzes der natürlichen Medizin und auch der spirituellen Heilmethoden nicht mehr zu leugnen sein. Akzeptieren Sie aber auch, dass manchmal ein Leiden schon zu weit fortgeschritten ist und Sie eine Operation brauchen. Wir leben in einer Zeit, in der es möglich ist, das Augenlicht auch durch solche Eingriffe zu erhalten, und es wäre wenig weise, darauf zu verzichten. Allerdings, um eine vollständige Heilung zu erlangen und das Problem nicht nur auf ein anderes Organsystem zu verschieben, sollten Sie unbedingt andere therapeutische Maßnahmen vor und nach der Operation durchführen! Eine Operation ist eine Notfallmaßnahme, und als solche hat sie eine Berechtigung. Eine Heilung kann aber auf diese Weise nur erreicht werden, wenn die nötigen spirituellen Schritte zur Heilung innerlich sozusagen vollzogen werden. Deshalb sind spirituelles Arbeiten, Meditation, Visualisieren und andere Techniken vor und nach jeder Operation ganz besonders wichtig.

Wie finden Sie nun den geeigneten Therapeuten? Während Sie das Kapitel über die alternativen Verfahren gelesen haben, wird Sie schon die eine oder andere Methode besonders interessiert haben. Einiges kommt von vornherein für Sie nicht in Betracht. Wenn Sie beispielweise Nadeln und Einstiche fürchten, dann wird Akupunktur kaum die geeignete Heilmethode für Sie sein! Wenn die Idee eines Schlammbades Sie ekelt, dann kann die Felke-Kur sicherlich nicht viel zur Heilung Ihrer Augen beitragen. Entscheiden Sie sich also für die Therapie, die Sie schon beim Durchlesen am meisten angezogen hat und die sich für Sie am stimmigsten anfühlt.

Um einen Therapeuten zu finden, gibt es mehrere Möglichkeiten. Alle geschilderten Methoden erfordern mehrere Jahre Ausbildung. Diese speziellen Schulungen müssen zusätzlich zum Arztstudium oder der Heilpraktikerausbildung absolviert werden. Akupunktur, Osteopathie oder Homöopathie, nichts von alledem lässt sich an einem Wochenende erlernen! Die Ausbildungsstätten oder Fachverbände führen meistens Listen, in denen die Absolventen der jeweiligen Schule aufgeführt werden. Wer also fünf Jahre lang Homöopathie studiert hat, wird im Fachverband der Homöopathen auf die Liste der Therapeuten gesetzt.

Zwar ist eine gute Ausbildung immer von Vorteil, sie kann aber nicht das einzige Kriterium sein. Nicht jeder hat Interesse, sich einem Fachverband anzuschließen, oft genug kostet die Eintragung auf einer solchen Liste auch Geld, folglich wird nicht jeder gute Therapeut dort zu finden sein.

Lesen Sie also auch Anzeigen, und achten Sie darauf, ob Ihnen eine besonders ins Auge springt. Wenn diese Anzeige Ihnen auffällt, obwohl sie gar nicht so spektakulär aufgemacht ist, können Sie sich fast sicher sein, dass dies ein Hinweis für den richtigen Therapeuten ist.

Hören Sie sich auch um: Hat jemand ein ähnliches Augenproblem und kann eine Empfehlung aussprechen? Bedenken Sie jedoch, dass es eine persönliche, ja schicksalhafte Verbindung zu dem für Sie passenden Therapeuten geben muss, wenn eine Heilung eintreten soll. Daher kann es hierbei zu Enttäuschungen kommen, denn wer zum Beispiel für Ihre beste Freundin passt, muss nicht die richtige Person für Sie selbst sein. Dennoch lohnt es sich, auch einem persönlichen Tipp nachzugehen, denn selbst wenn es noch nicht der passende Heiler sein sollte, dann war es doch ein Schritt in die richtige Richtung.

Lesen Sie Bücher und Fachzeitschriften, und prüfen Sie, ob die geschilderte Methode Ihnen entspricht. Wenn Sie beim Lesen Zuversicht spüren, dann versuchen Sie, diesen Therapeuten ausfindig zu machen, vielleicht ist er oder sie die richtige Adresse. Oder Sie suchen in erreichbarer Nähe nach einer Person, die nach dieser Methode arbeitet.

Hier folgt eine Übung, mit der Sie auf spirituellem Weg den richtigen Therapeuten anziehen können:

Entspannen Sie sich. Nutzen Sie dazu ein feines Räucherwerk, eine angenehme Musik. Dämpfen Sie das Licht, um den Reiz für die Augen herabzusetzen.

Schließen Sie die Augen, und atmen Sie tief und regelmäßig in den Bauch. Lenken Sie nun Ihre Aufmerksamkeit auf Ihre Augen. Diese selbst sollen dabei ganz entspannt bleiben, es ist nur eine innere Aufmerksamkeit! Achten Sie darauf, dass Sie die Augen nicht anspannen. Vergegenwärtigen Sie sich das Leiden, für dessen Heilung Sie eine Hilfe brauchen. Erinnern Sie möglichst ohne innere Betroffenheit, einfach so, wie Sie einen Film betrachten würden, den Augenblick, als Ihnen die Diagnose dieser Krankheit mitgeteilt wurde, oder was Ihnen der bisher behandelnde Arzt dazu mitgeteilt hat. Vielleicht stört Sie auch nur eine Empfindlichkeit, zum Beispiel gegen Licht, oder Ihre zunehmende Sehschwäche, dann vergegenwärtigen Sie sich möglichst lebhaft eine Situation, in der Sie dieser Zustand stört. Stellen Sie sich nun eine Verbindung zwischen Ihren Augen und Ihrem Herzen vor, ähnlich einer goldenen Licht- oder Wasserquelle, die unentwegt fließt. Sinken Sie mit Ihrer inneren Aufmerksamkeit in Ihr Herz. Lassen Sie von dort einen Lichtstrahl, wie eine goldene Schnur, in die Welt fließen. Stellen Sie sich vor, wie sich die Lichtschnur von Ihrem Herzen aus den Horizont entlangbewegt, bis sie von dem Menschen angezogen wird, der Sie in Ihrer Heilung unterstützen kann. Wenn der Lichtstrom von Ihrem Herzen diesen Menschen aufgespürt hat, wird er vom Horizont zur Erde heruntersinken. Vielleicht empfangen Sie nun ein deutliches Bild von dem gesuchten Menschen, etwa, ob es sich um einen Mann oder eine Frau handelt. Aber vielleicht empfinden Sie auch nur eine tiefe Ruhe oder das deutliche Gefühl, angekommen zu sein. Ob Sie nun Einzelheiten dieser heilenden Person wahrnehmen können oder nicht: Schicken Sie ihr mit dem Lichtstrahl Liebe aus Ihrem Herzen. Warten Sie, bis der Eindruck verblasst, und danken Sie dann dafür, dass Sie den Menschen gefunden haben, der Sie in der Heilung Ihrer Augen unterstützen wird.

Führen Sie in den nächsten Tagen Ihre Suche nach einem geeigneten Therapeuten weiter, und achten Sie auf das, was Ihnen entgegenkommt.

Den richtigen Therapeuten finden in Kürze:

- Entscheiden Sie sich für die Therapie. Folgen Sie dabei am besten dem ersten Eindruck, den Sie beim Lesen der verschiedenen Methoden hatten.
- Fordern Sie Listen der jeweiligen Fachverbände an, und prüfen Sie beim Lesen, ob Ihnen ein Name ins Auge springt.
- Lesen Sie einschlägige Anzeigen: Was Ihnen auf den ersten Blick auffällt, könnte der richtige Hinweis sein.
- Fragen Sie Bekannte und Freunde um Rat, und folgen Sie diesen Tipps nach eigenem Augenmaß.
- Führen Sie die Visualisierungsübung durch! Sie bringt sicher den gewünschten Menschen in Ihr Blickfeld.

Augen-Kuren

Für den Fall dass Sie nun, außer den Augenübungen, selbst etwas für Ihre Augen tun möchten, ergänzend bei Augenkrankheiten oder auch als einzige Maßnahmen bei kleineren Befindlichkeitsstörungen, finden Sie im Folgenden eine Fülle von Tipps und Vorschlägen. Sie sind allesamt den Hausmitteln zuzuordnen, Nebenwirkungen sind nicht zu erwarten. Aber bei regelmäßiger Anwendung können sie durchaus kleine Wunder bewirken. Eine Kur sollte etwa sechs bis acht Wochen dauern. Dann folgt eine Pause, in der Sie lediglich die Augenübungen durchführen. Hat die Kur gut angeschlagen, aber die Beschwerden noch nicht vollständig zum Abklingen gebracht, wiederholen Sie die Kur sechs Wochen lang.

Sind Ihre Beschwerden nach der ersten Kur-Anwendung vollständig verschwunden, dann wiederholen Sie die Kur nach etwa sechs Monaten, um einem Rückfall vorzubeugen.

Zeigt sich nach der Kur keinerlei Veränderung, dann war diese Maßnahme unpassend für Sie! Wählen Sie eine andere Kur, oder lassen Sie sich beraten!

Kräuterheilkunde

Augentrostauflage

Wie in dem Kapitel „Ganzheitliche Behandlung von Augenleiden" geschildert, ist die wichtigste Pflanze für die Augenheilkunde Euphrasia oder Augentrost. Er wächst auf Wiesen und in lichten Wäldern, die Blütezeit ist Juni bis Oktober. Er gedeiht in ganz Europa und ist auch keine besonders seltene Pflanze. Wenn Sie also für sich selbst eine Kräuterzubereitung herstellen wollen, wäre es gar nicht so schwierig, Augentrost selbst zu sammeln. Das eigenständige Suchen des Heilkrautes und das Ritual der Zubereitung setzen starke Kräfte frei. Bevor Sie mit dem Sammeln beginnen, studieren Sie Kräuterbücher mit Abbildungen. Sie müssen die Pflanze aber unbedingt einmal in natura gesehen haben, bevor Sie sie pflücken! Vielleicht schließen Sie sich einer Kräuterwanderung an, oder Sie lassen sich den Augentrost in einer Gärtnerei oder einem historischen Klostergarten zeigen. Geerntet wird das ganze Kraut samt Blüte. Kochen Sie den Augentrost in stillem Mineralwasser, und seihen Sie den Sud durch ein Tuch ab. Lassen Sie ihn abkühlen. In die Flüssigkeit werden zwei Tüchlein getaucht und diese dann für mindestens zehn Minuten auf die geschlossenen Augen gelegt. Nutzen Sie die Ruhepause, um die Heilung zu visualisieren.

Wenn Ihnen die Möglichkeit zum Sammeln fehlt, können Sie Augentrostpräparate zum Beispiel im Reformhaus oder in der Apotheke kaufen. Hier liegt der Vorteil darin, dass Sie nicht warten müssen, bis

Sie die Pflanze gefunden haben, sondern gleich nach dem Einkauf mit der Kur beginnen können. Achten Sie beim Kauf jedoch darauf, dass die Heilpflanze aus biologischem Anbau stammt.

Augentrost, auf diese Weise regelmäßig angewendet, hilft bei jeder Art Augenentzündung und pflegt auch gereizte oder gerötete Augenlider.

Petersilie

Hier ein Hausmittel aus dem Balkan gegen den grauen Star. Besorgen Sie sich Petersilie aus biologischem Anbau. Waschen Sie die Blätter, und legen Sie die Petersilie auf die geschlossenen Augenlider. Verbinden Sie die Augen mit einem weichen Tuch. Über Nacht einwirken lassen. Am nächsten Morgen pressen Sie eine Zitrone aus biologischem Anbau aus, mischen den Saft mit kaltem, stillem Mineralwasser und machen damit Augengüsse, wie bei den Augenübungen beschrieben. Halten Sie die Augen unbedingt geschlossen, bis Sie die Lider abgetrocknet haben! Der Zitronensaft soll nicht ins geöffnete Auge fließen, die gewünschte Wirkung wird auch bei geschlossenen Augen erzielt.

Ingwerwasser

Ingwerwasser ist eine Zubereitung aus der ayurvedischen Tradition. Es hilft, eingenommen, bei allen Augenleiden, den Stoffwechsel zu aktivieren und auf diese Weise die Heilung zu fördern. Da Ingwerwasser zudem heilend auf das Verdauungssystem wirkt, ist es als langfristige

ergänzende Maßnahme geeignet. Schälen Sie ein dau-
mengroßes Stück Ingwerwurzel, und schneiden Sie es
in kleine Scheiben. Kochen Sie die Scheiben in einer
großen Tasse Wasser etwa zwanzig Minuten. Absieben
und schluckweise trinken, solange es noch heiß ist. Ein-
bis dreimal täglich wiederholen.

Weihrauch (Boswellia sacra)

Weihrauch ist ein altbewährtes Heilmittel. Innerlich
hilft er als Antirheumatikum gegen die Schmerzen und
die Entzündung der Gelenke gleichermaßen. Äußerlich
wurde er bei Augenleiden verwendet. Die schwarze
Augenumrandung der Ägypter, die das Auge vor
Licht, Staub und Augenentzündungen schützen sollte,
bestand im Wesentlichen aus Weihrauchharz. In der
traditionellen chinesischen Medizin wird Weihrauch
auch bei schweren Hauterkrankungen eingenommen.
Der Rauch wirkt stark desinfizierend, er entkrampft
und erhellt die Stimmung, eine Räucherung mit echtem
und reinem Weihrauch ist eine Wohltat, nicht nur bei
Augenkrankheiten.[2]

Insbesondere Glaukomkranke, die oft unter starker seelischer Anspannung und hohen Leistungs-
anforderungen leiden, könnten bei einer Weih-
rauchräucherung zur nötigen Entspannung finden und
damit den Augendruck senken.

Für die äußerliche Anwendung des Weihrauchs

---

2 Siehe auch Anne Biwer: Rund ums Räuchern, Darmstadt
2007

als „Lidstrich" helfen nur Nachfragen und Suchen. Manche, zum Beispiel ayuverdische, Kajals enthalten Weihrauch. Die Nachfrage bestimmt den Markt – vielleicht lässt sich durch beharrliches Nachfragen da etwas erreichen.

Schüßler-Kur

Lesen Sie zum Verständnis der Wirkungsweise der Schüßler-Salze noch einmal im Kapitel „Ganzheitliche Behandlung von Augenleiden" nach.

Entzündung

Laut Theorie der Schüßler-Salz-Kur entsteht jedwede Entzündung aus einem Mangel an Lebenssalzen. Drei der zwölf Salze kommen bei Entzündungen zum Einsatz (sie haben aber auch andere Indikationen!). Am Beginn einer Entzündung, wenn Rötung, Schwellung und Schmerz im Vordergrund der Beschwerden stehen, ist es das Salz Nummer 3, Ferrum phosphoricum. Ist die Krankheit bereits ausgebrochen und mit schmerzenden und störenden Symptomen „voll im Gange", dann ist das wichtigste Salz die Nummer vier, Kalium chloratum. Besteht aber die Entzündung schon lange und will einfach nicht abheilen, dann kommt das Salz Nummer sechs, Kalium sulfuricum, zum Einsatz. Dieser Ablauf lässt sich übrigens bei jeder Krankheit anwenden! Je früher Sie Ferrum phosphoricum einnehmen, umso schneller und problemloser überstehen Sie die

Krankheit. Da nun die Krankheitsphasen sich meistens überschneiden und der Mangel des ersten und zweiten genannten Salzes ja auch noch nicht behoben ist, wenn die Entzündung bereits länger besteht, setzt sich eine Kur zur Ausheilung einer Entzündung im Augenbereich aus den drei Salzen zusammen. Nehmen Sie diese Tabletten kurmäßig, wenn Sie unter einer Entzündung der Horn-, Netz- oder Bindehaut-leiden. Nehmen Sie die Salze so lange ein, bis sich Besserung zeigt. Bei lang dauernden Entzündungsprozessen, wie der Hornhautentzündung, nehmen Sie acht Wochen lang die Tabletten, pausieren zwei Wochen und wiederholen die Kur so lange, bis eine deutliche Besserung sichtbar wird. Kaufen Sie sich am besten eine große Einheit Salztabletten, sie halten jahrelang und sind in der Großpackung preiswerter! Achten Sie beim Einkauf auch auf die nachstehend angegebene Potenz!

Dosierung für Erwachsene:

Schüßler-Salz Nummer 3, Ferrum phosphoricum D12: Morgens nach dem Erwachen fünf bis zehn Tabletten in einer Tasse heißem Wasser auflösen, mit einem Plastiklöffel (!) umrühren und schluckweise trinken. Behalten Sie jeden Schluck einige Sekunden im Mund, damit die Mineralstoffe bereits von der Mundschleimhaut aufgenommen werden.

Schüßler-Salz Nummer 4, Kalium chloratum D6: Mittags nacheinander fünf bis acht Tabletten lutschen. Sie können die Tabletten alternativ auch in heißem Wasser auflösen und, wie oben geschildert, trinken.

Schüßler-Salz Nummer 6, Kalium sulfuricum D6:

Abends nacheinander acht bis zehn Tabletten lutschen oder in heißem Wasser auflösen und, wie oben geschildert, trinken.

Wenn Sie die Kur wiederholen, verringern Sie die Anzahl der Tabletten, jeweils um drei Stück. Erwachsene sollten aber von jedem Salz mindestens drei bis vier Tabletten als Mindestdosis einnehmen, weniger ist nicht sinnvoll.

Allergische Symptome

Allergische Reaktionen zeigen sich in Rötung, Schwellung, Augenjucken oder auch Bindehautentzündung. Versuchen Sie folgende Kur, um Ihr Abwehrsystem zu beruhigen und zu entlasten. Die Wirkung zeigt sich innerhalb weniger Tage!

Schüßler-Salz Nummer 2, Calcium fluoratum D6: Morgens nacheinander fünf bis zehn Tabletten lutschen. Sie können die Tabletten alternativ auch in heißem Wasser auflösen und, wie oben geschildert, trinken.

Schüßler-Salz Nummer 11, Silicea D12: Mittags nacheinander fünf bis zehn Tabletten lutschen oder in heißem Wasser auflösen und, wie oben geschildert, trinken.

Schüßler-Salz Nummer 7, Magnesium phosphoricum D6: Abends zehn Tabletten in heißem Wasser auflösen, mit einem Plastiklöffel umrühren und schluckweise trinken.

Augenschmerzen

Schüßler-Salz Nummer 7, Magnesium phosphoricum D6: Zehn Tabletten in heißem Wasser aufgelöst mit einem Plastiklöffel umrühren und schluckweise trinken. Diese Zubereitung hilft bei jeder Art Schmerzen!

Trockene oder ständig tränende Augen

Schüßler-Salz Nummer 8, Natrium chloratum D6: Morgens früh drei bis vier Tabletten lutschen.

Schüßler-Salz Nummer 9, Natrium phosphoricum D6: Abends nacheinander fünf bis zehn Tabletten lutschen.

Lichtempfindliche Augen

Schüßler-Salz Nummer 11, Silicea D12: Mittags nacheinander fünf bis zehn Tabletten lutschen oder in heißem Wasser auflösen und, wie oben geschildert, trinken.

Schüßler-Salz Nummer 9, Natrium phosphoricum: Abends nacheinander fünf bis zehn Tabletten lutschen oder in heißem Wasser auflösen und, wie oben geschildert, trinken.

Gerötete, überanstrengte Augen

Salbe Nummer 3, Ferrum phosphoricum D12: Abends dünn auf die geschlossenen Lider auftragen. Vermeiden Sie, dass dabei etwas von der Salbe in die Augen gerät! Es ist zwar ungefährlich, brennt aber und bewirkt Tränenfluss.

Vitamine und Mineralstoffe

Ob der Körper und damit auch die Augen einwandfrei funktionieren und lange vom Alterungsprozess verschont bleiben, wird wesentlich von der aufgenommenen Nahrung bestimmt. Der wichtigste „Nährstoff" ist der Sauerstoff, der mit dem roten, arteriellen Blut die Organe versorgt. Damit das verbrauchte Blut auch wieder abtransportiert wird, muss auch der venöse Abfluss ungestört sein. So verlassen die Abfallstoffe des Stoffwechsels das Auge. Mit dem Blut gelangen aber auch die Nährstoffe, die wir mit dem Essen aufnehmen sollten, zum Auge. Nach der Weisheit unseres körperlichen Bauplans entnimmt sich jeder Teil des Auges, was er für seine Tätigkeit und Erhaltung braucht. Ob die notwendigen Vitamine und Mineralstoffe tatsächlich zur Verfügung stehen, hängt zum einen davon ab, ob wir sie auch wirklich mit der Nahrung zu uns nehmen. Aber unser Verdauungstrakt muss anschließend auch in der Lage sein, die Nahrung aufzuschlüsseln.

Über die Bedeutung gesunder Ernährung ist schon viel geschrieben und gesprochen worden. Deshalb soll hier der Hinweis genügen, dass Vitamine nur dann in ausreichender Menge in Obst oder Gemüse vorhanden sind, wenn es tatsächlich wenige Stunden nach der Ernte verzehrt wird.

Ihr Verdauungssystem ist dann gesund und leistungsfähig, wenn Sie es überhaupt nicht bemerken, also wenn Sie nicht unter Sodbrennen, Magendrücken oder Aufstoßen leiden, wenn Sie sowohl fette Speisen als auch Hülsenfrüchte und Alkohol gleich gut vertragen und es nicht zu Blähungen, Verstopfung oder Durchfall kommt. Der gesamte Bauchraum ist straff, weder hängend noch aufgebläht. Der Stuhlgang findet immer morgens nach dem Erwachen statt, er ist wohl geformt und mit einer glasartigen dünnen Schleimschicht umgeben, sodass man so gut wie kein Toilettenpapier mehr benötigt.

Bei den meisten Menschen verläuft die Verdauung eher selten so reibungslos, weil Obst, Gemüse und Kräuter nicht erntefrisch gekauft werden, sondern nur im Supermarkt, wo sie lange lagern und so ihre Inhaltsstoffe verlieren.

Infolgedessen fehlen uns, trotz der Möglichkeit, ausreichend Nahrungsmittel zu kaufen und zu verzehren, einige oder gar mehrere der lebenswichtigen Vitamine und Mineralstoffe, die das Auge braucht. In Zeiten erhöhter Anforderung, die heute fast der Normalzustand im Berufsleben sind, während des Wachstums, nach einer Erkrankung oder in der Schwangerschaft und Stillzeit steigt der Bedarf an lebenswichtigen Vitalstoffen. Weißer Zucker, Koffein und Nikotin binden zusätzlich viele Vitamine und Mineralstoffe, die dem Körper nicht mehr zugute kommen.

Theoretisch ist es zwar möglich, allein durch das, was wir essen, alle für das Auge wichtigen Stoffe aufzunehmen. Das setzt aber voraus, dass Sie wirklich jeden Bissen planen und Zucker, Koffein und Alkohol meiden. Wenn Sie sich das zutrauen, dann lesen Sie in der folgenden Auflistung, welche Nahrungsmittel die jeweiligen Vitamine und Mineralstoffe enthalten, und essen Sie diese täglich. Wenn Sie feststellen, dass die aufgeführten Gemüse und Samen, Getreideprodukte oder Fleischsorten so gut wie nie auf Ihrem Teller landen und Sie auch keine Chance sehen, dies in absehbarer Zeit zu ändern, dann ist ein Vitamin- oder Mineralstoffpräparat sinnvoll.

Schwangere oder stillende Frauen sollten, auch bei vorliegender Indikation, die Einnahme eines solchen Präparates mit der Hebamme besprechen, eventuell auch mit dem Gynäkologen. Bei der Auswahl der Vitamin- oder Mineralstofftabletten wäre allerdings der Rat eines Heilpraktikers bzw. eines entsprechend ausgebildeten Arztes ohnehin sinnvoll. Manchmal hilft auch geschultes Fachpersonal in der Apotheke weiter.

Vitamin A

Wird benötigt von Hornhaut, Glaskörper, Sehnerv

Mögliche Symptome: Sehschwäche, Schmerzen oder Anstrengung beim Sehen, Nachtblindheit

Nahrungsmittel: zum Beispiel tief grüne Gemüse und Kräuter, gelb-orangefarbenes Gemüse, Eigelb, Leber, Butter

Vitamin E

Wird benötigt von Glaskörper, Netzhaut, Sehnerv

Mögliche Symptome: Sehschwäche, Alterserkrankungen des Auges, schlecht heilende Entzündungen

Nahrungsmittel: zum Beispiel Vollkornprodukte, Keimlinge

Vitamin C
Wird benötigt von Linse, Netzhaut, Sehnerv

Mögliche Symptome: Sehschwäche, Linsentrübung, häufige Entzündungen

Nahrungsmittel: zum Beispiel Sanddorn, Hagebutte, Petersilie, Gemüsepaprika, Zitrusfrüchte

Vitamine der B-Gruppe: B_1, B_2, B_3, B_6, B_{12}
Wird benötigt von Linse, Glaskörper, Fovea, Sehnerv

Mögliche Symptome: Sehschwäche, Lichtempfindlichkeit

Nahrungsmittel: zum Beispiel Sonnenblumenkerne, Nüsse, Hefe, Spinat, Vollkornprodukte, Milch, Fleisch

Chrom
Wird benötigt vom Ziliarmuskel

Mögliche Symptome: räumliches Sehvermögen vermindert

Nahrungsmittel: zum Beispiel Vollkornpodukte, Pilze, Melasse

Zink
Wird benötigt von Linse, Glaskörper, Netzhaut, Sklera

Mögliche Symptome: Linsentrübung, Mückensehen, Augenweiß getrübt

Nahrungsmittel: zum Beispiel Weizenkeime, Sonnenblumenkerne, Kürbiskerne, Erdnüsse, Linsen

Magnesium

Wird gebraucht von Sklera

Mögliche Symptome: Augenweiß getrübt, Lidkrampf

Nahrungsmittel: zum Beispiel Kartoffeln, Bananen, Sesam, Leber, Geflügel, Feigen

Selen

Wird benötigt von Linse, Glaskörper, Sklera

Mögliche Symptome: Augenweiß getrübt

Nahrungsmittel: zum Beispiel Innereien, Nüsse, Fisch

Kalzium

Wird benötigt von Netzhaut, Sklera

Mögliche Symptome: Augenweiß getrübt

Nahrungsmittel: zum Beispiel Mohnsamen, Sesam, Hartkäse, Brennnesseln, Petersilie

Edelsteinheilkunde

Edelsteine wurden in allen Kulturen mit magischer Bedeutung versehen. Modern ausgedrückt, wurden die schönen Steine eher für psychosomatische Leiden angewendet. Sie sollten vor dem bösen Blick und vor Gefahren schützen und gegen Traurigkeit oder Unglücklichsein helfen. Bei den Kelten war der Kristall von großer Bedeutung. Ein eiförmig geschliffener Kristall entfaltete in ihren spirituellen Praktiken starke magische Kräfte, und wegen der damit verbundenen Gefahr durfte nicht jeder einen solchen Stein besitzen. Erste schriftliche Anwendungshinweise für die Heilkunde mit Edelsteinen finden sich bei den antiken Griechen und Römern. Das wichtigste Buch über die Edelsteinheilkunde im Abendland stammt von der Volksheiligen Hildegard von Bingen (1098–1179). Allerdings war diese Methode bei Hildegard eingebettet in eine ganzheitliche Heilweise, welche Ernährung, Lebensführung im Sinne der christlichen Moral und Kräuteranwendungen wie auch Bewegungstherapie einschloss. Hildegards Bücher und ihr umfassendes schriftstellerisches Werk gerieten rasch in Vergessenheit, die Originale der Pergamentmanuskripte sind nur in Bruchstücken wiederaufgefunden worden, viele Jahrhunderte später. In der Volksweisheit aber ist das Wissen um Hildegards Steinheilkunde erhalten geblieben, wahrscheinlich entstammte es auch den Überlieferungen.

Dass der Heilkunde mit Edelsteinen niemals ein wirklicher Durchbruch in der Volksmedizin gelungen ist, wird an den Kosten liegen. In einer Zeit relativen Wohlstands könnte sich aber der Kauf eines Edelsteines durchaus lohnen. Steine sind haltbar, und sie werden durch die Heilanwendungen nicht abgenutzt, sind also ein Leben lang immer wieder zu verwenden. Leider handelt es sich bei den Steinen, die für die Augenheilkunde indiziert sind, teilweise auch um recht kostbare, also teure, Edelsteine. Aber es gibt auch sehr billige, die gar nicht zu den Edelsteinen gerechnet werden.

Zurzeit wird der Markt mit äußerst preiswerten Synthetikprodukten überschwemmt, die zwar genauso schön aussehen wie die Originale, aber eben keine Wirkung haben. Sicher sind auch solche Steine als persönliche Amulettsteine energetisch aufzuladen. In der Heilkunde aber können sie keine Wirksamkeit entfalten. Die spezielle Mineralstoffzusammensetzung spielt, neben der Farbe und der energetischen Ausstrahlung eines Edelsteins, bei der Heilwirkung eine große Rolle. Die Suche nach einem „echten" Stein lohnt sich also unbedingt.

Der Edelstein für die Augenheilkunde heißt Beryll. Das ist gewissermaßen der Familienname einer ganzen Gruppe von Steinen, zu denen bekannte und wertvolle Steine wie Aquamarin oder Smaragd gehören, aber auch einige unbekannte wie der Bixbit, der Goldberyll, der Goshenit, der Heliodor und der Morganit. Die längste Tradition und die intensivste Wirksamkeit haben Smaragd und Aquamarin. Überraschenderweise aber ist ein ganz preiswerter Stein, der gemeine Beryll, ebenso für seine Heilkraft bei Augenleiden berühmt – er bildet also auch für den schmalen Geldbeutel eine echte Alternative! Traditionell angewendet werden die Steine bei Kurz- und Weitsichtigkeit und bei „Sehschwäche". Unter den letzten Begriff dürften dann alle anderen uns bekannten Augenerkrankungen fallen.

Aquamarin

Der Aquamarin gilt als Schutzstein für Reisende und als Symbol der treuen Liebe. Der durchsichtige Kristall kann alle Blautöne aufzeigen, neben dem bekannten Blassblau auch Tiefblau oder Grünblau.

Indikationen: Weit- oder Kurzsichtigkeit, allergische Augenentzündungen; Augenleiden, die durch die Schilddrüse bedingt sind, altersbedingte Sehschwäche

Der gemeine Beryll

Dieser Stein gilt nicht als Edelstein, er kommt auch häufig vor. Er ist nicht durchsichtig, sondern milchig trüb und wirkt insgesamt unscheinbar. Seine Heilwirkung ist aber beträchtlich! Im alten Rom wurden sogar erste Augengläser daraus geschliffen, die als Sehhilfe und Heilmittel gleichzeitig dienen sollten.

Indikationen: Kurz- und Weitsichtigkeit, allergische Augenentzündungen, Augenleiden durch Nierenschwäche oder Augenleiden aufgrund von Verdauungsschwäche

Bixbit

Der Bixbit ist ein Beryll, der in allen Rottönen zu finden ist, von Rosa bis Tiefrot. Seine Heilwirkung gilt als eher schwach.

Indikationen: Kurz- und Weitsichtigkeit, Augenschwäche aufgrund von Nierenleiden, Augenschwäche aufgrund von Verdauungsstörungen

Goldberyll

Der Goldberyll ist ein durchsichtiger gelber bis goldgelber Edelstein, manchmal auch gelbgrün. Wird er erhitzt, so färbt er sich blau und ist dann von einem Aquamarin kaum zu unterscheiden. Erhitzter Goldberyll wird also häufig als Aquamarin verkauft, ist aber ein Imitat!

Indikationen: Kurz- und Weitsichtigkeit, Augenschwäche aufgrund von Leberleiden, Augenschwäche, die bei Stress und Nervosität zunimmt

Goshenit
Der Goshenit gilt nicht als Edelstein, er ist ein farbloser und durchsichtiger Kristall.

Indikationen: Kurz- und Weitsichtigkeit, allergische Augenentzündungen, Augenschwäche aufgrund von Leberproblemen, Augenschwäche aufgrund von Verdauungsstörungen

Heliodor
Dieser Edelberyll ist goldgelb, gelb oder grünlich gelb.

Indikationen: Kurz- und Weitsichtigkeit, Augenkrankheiten, die durch verminderte Durchblutung des Auges entstehen oder die mit Hormonstörungen einhergehen.

Morganit
Ein halb durchsichtiger Beryll, dessen Farbskala von Zartrosa bis Violett reicht, auch Orange ist möglich.

Indikationen: Kurz- und Weitsichtigkeit, Augenschwäche durch Nierenleiden, Augenschwäche durch Wirbelsäulenschwäche, stressbedingte Augenschwäche

Smaragd

Der Smaragd ist der wertvollste Beryll, er ist seit Beginn der Menschheitsgeschichte einer der begehrtesten Edelsteine und wurde als Schutz und Glücksamulett getragen. In der Augenheilkunde gilt er als der wirksamste und heilkräftigste Stein, der auf alle Arten von Augenleiden gleichermaßen wirkt.

Indikationen: Kurz- oder Weitsichtigkeit, allergische Augenentzündungen, rheumatisch bedingte Augenleiden, Augenschwäche aufgrund von Leberstörung, Nierenleiden oder Verdauungsstörung, altersbedingte Sehschwäche, Augenschwäche durch Stress oder Überanstrengung

Den richtigen Stein auswählen

Wenn Sie sich einen Smaragd leisten können, brauchen Sie nicht lange zu überlegen. Er wirkt auf alle Arten von Augenkrankheiten oder Sehschwäche.

Überlegen Sie also, welche Schwäche Ihr Organismus neben der Sehschwäche noch aufweist, und wählen Sie danach den Stein aus. Wenn Sie sich unsicher sind, ob eher eine Leber-, Nieren-, oder Verdauungsschwäche besteht, überdenken Sie alle bisherigen Diagnosen. Diabetes beispielweise würde zur Verdauungsschwäche gezählt, Gallensteine zur Leberschwäche. Wenn Sie viele Medikamente einnehmen müssen oder reichlich Genussgifte wie Alkohol oder Zigaretten konsumieren, dann werden Sie sicherlich eine Unterstützung für die Leber brauchen. Nierensteine oder häufige Blasenentzündungen weisen auf Nierenschwäche hin. Durchblutungsstörungen des Auges müssen bei langjährigen Diabetikern befürchtet werden, aber auch grauer Star kann zu den Krankheiten aufgrund mangelnder Durchblutung gerechnet werden. Hormonbedingte Augenleiden sind solche, die auf die Schilddrüsenkrankheiten zurückzuführen sind, aber auch ein Glaukom kann aufgrund einer Hormonstörung der Epiphyse entstehen oder als Folgeerscheinung des Klimakteriums.

Rückenschmerzen oder Bandscheibenvorfälle sind als Wirbelsäulenschwäche zu verstehen.

Energetische Pflege

Ein Edelstein, der zu Heilzwecken verwendet wird, sollte immer wieder gereinigt und aufgeladen werden.

Das Reinigen geschieht im Idealfall unter fließendem Quellwasser. Leider haben die wenigsten eine Quelle zur Verfügung! Leitungswasser ist wirklich nur im Notfall zu empfehlen, besser ist ein stilles Mineralwasser, mit dem der Stein übergossen wird. Der Stein sollte nach jeder Hautanwendung gereinigt werden. Das Reinigungswasser sollten Sie fortgießen und nicht wiederverwenden.

Zum energetischen Aufladen genügt die Kraft der Sonne. Legen Sie den Stein nach der Reinigung in das Sonnenlicht. Öffnen Sie dazu das Fenster, damit er direkt von der Sonne bestrahlt werden kann. Direktes Sonnenlicht ist zwar das beste, aber auch an trüben Tagen entfaltet die Sonne noch ausreichend Kraft, um den Stein zu energetisieren.

Anwendungen

Wie nun lässt sich die Heilkraft der Edelsteine erschließen? Eine Methode ist das Tragen auf der Haut. Wenn Sie sich für den Kauf eines Steines entscheiden, der ausschließlich dem Heilzweck dienen soll, wäre es sinnvoll, diesen oval in Augenform mit einer leichten Einwölbung schleifen zu lassen. Auf diese Weise können Sie ihn als Handschmeichler benutzen oder ihn auch direkt auf die Augen legen. Um den Stein immerzu um den Hals tragen zu können, wäre die Spezialanfertigung einer Halterung, in die man den Stein mühelos eindrücken und wieder herausholen kann, ideal.

Durch die Wärme Ihres Körpers werden Mineralienbestandteile freigesetzt und direkt über unser größtes Sinnesorgan, die Haut, aufgenommen.

Akupressur und Massage

Führen Sie die Augenmassage sehr sanft mit dem Edelstein durch. Auch die Akupressurpunkte lassen sich, ebenfalls sanft, mit dem Edelstein stimulieren. So kombinieren Sie zwei Heilmethoden und steigern die Wirksamkeit der beiden Maßnahmen.

Trink-Kur

Bei der Trink-Kur werden die Kräfte von Stein und Wasser miteinander verbunden. Kochen Sie ein großes Glas Leitungswasser etwa fünf Minuten lang ab. Quellwasser wäre auch hier am besten. Verwenden Sie kein Mineralwasser, um die Mineralien Ihres Edelsteins nicht zu überlagern oder gar deren Wirksamkeit zu stören. Füllen Sie das Wasser in ein sauberes Trinkglas und lassen Sie es abkühlen. Legen Sie Ihren Stein über Nacht hinein, und bedecken Sie das Glas mit einem kleinen Teller. Am nächsten Morgen entfernen Sie den Stein aus dem Wasser und legen ihn zum Aufladen in die Sonne. Das Wasser trinken Sie langsam und in kleinen Schlucken. Behalten Sie das Wasser einige Sekunden im Mund, damit das Heilwasser schon über die Mundschleimhaut aufgenommen werden kann.

Betrachten

Wenn Sie über einen Aquamarin oder Smaragd verfügen, entspannen Sie sich, und schauen Sie täglich mehrmals für einige Minuten auf die schöne Farbe. Blau und Grün wirken heilsam bei Glaukom, beruhigen aber auch das gereizte und übermüdete Auge. Halten Sie den Stein dabei in der Hand, so kombinieren Sie wiederum zwei Heilmethoden!

Akupressurpunkte

Lesen Sie zum Verständnis der Wirkungsweise der Meridiane und Akupressurpunkte noch einmal im Kapitel „Ganzheitliche Behandlung von Augenleiden" über die TCM nach.

Drücken Sie die Punkte sanft! Meistens sind diese Stellen sehr empfindlich, was ein sicheres Indiz dafür ist, dass die Energie dort gebremst wird. Verringern Sie dann den Druck, und halten Sie die Punkte, bis Sie

154

eine Entspannung spüren. Es kann durchaus mehrere Tage oder gar Wochen dauern, bis Sie keinerlei Schmerzen mehr an diesem Punkt empfinden. Halten Sie die Punkte ein- bis dreimal täglich zirka drei bis fünf Minuten. Behandeln Sie die Punkte so lange, bis Sie keine Beschwerden mehr haben. Auch danach wäre es sinnvoll, zwei- bis dreimal wöchentlich die Punkte zu stimulieren, damit der Heilerfolg dauerhaft bleibt.

Punkt „Drittes Auge"

Wo befindet sich der Punkt? Auf der Mittellinie des Körpers zwischen den Augenbrauen, oberhalb der Nasenwurzel. Dort können Sie eine kleine Vertiefung ertasten.

Indikationen: allergische Augenbeschwerden, überanstrengte Augen. Da dieser Punkt die Hypophyse und damit das gesamte Hormonsystem harmonisiert, kann seine Behandlung auch bei Glaukom helfen.

Punkt „Bambusbohren"

Wo befindet sich der Punkt?

Es handelt sich um zwei Punkte, die links und rechts des Punktes „Drittes Auge" liegen, etwas unterhalb der Nasenwurzel in der seitlichen Vertiefung der Augenhöhle.

Indikationen: allergische Augenbeschwerden, überanstrengte Augen, Augenflimmern und Schleier vor den Augen infolge von Kopfschmerzen

Wie werden die Punkte gedrückt?

Die beiden Punkte lassen sich sehr effektiv und bequem gemeinsam drücken. Der Zeigefinger einer Hand wird auf das „Dritte Auge" platziert, Daumen und Mittelfinger derselben Hand rechts und links davon, auf den Punkten „Bambusbohren". Stützen Sie nun leicht den Kopf auf diese Finger auf, und halten Sie die Punkte.

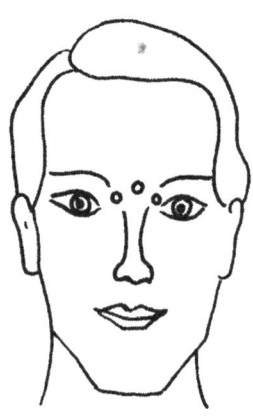

Punkt „Höchste Flut"

Wo befindet sich der Punkt?

Dies ist ein Fernpunkt auf der Oberseite des Fußes. Er liegt zwischen dem großen und dem zweiten Zeh. Gleiten Sie etwa einen Zentimeter zwischen den beiden Zehen nach oben, bis Sie eine Vertiefung spüren.

Indikationen: gerötete Augen, Druckgefühl in den Augen, Augenbeschwerden aufgrund von Leberschwäche

Wie wird der Punkt gedrückt?

Ziehen Sie die Schuhe aus, und drücken Sie den Punkt jeweils mit der Ferse des anderen Fußes. Dieser Punkt ist meistens sehr empfindlich! Drücken Sie also sanft, aber stetig.

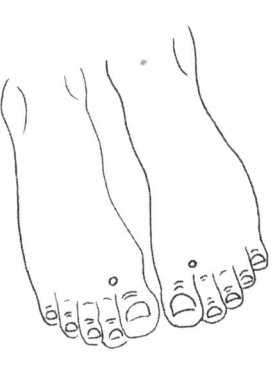

Punkt „Windvilla"

Wo befindet sich der Punkt?

Auf der rückwärtigen Mittellinie des Körpers, in der großen Vertiefung des Kopfes, unter der Schädelbasis und oberhalb der Wirbelsäule.

Indikationen: Schmerzen und Schwäche von Augen, Ohren, Nase und Kehlkopf, Augenbeschwerden infolge von Kopfschmerzen, Augenbeschwerden, die sich bei seelischer Belastung verschlimmern

Wie wird der Punkt gedrückt?

Legen Sie sich hin, und halten Sie den Zeigefinger einer Hand in die Vertiefung. Lassen Sie den Kopf auf den Finger sinken, das Gewicht des Kopfes reicht als Druck aus.

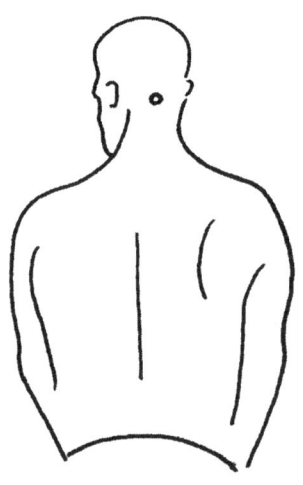

Die Heilung visualisieren

Visualisieren ist ein ganz bewusstes Vorstellen. Sowie Sie eine Diagnose erfahren, lösen die Ängste meist genau das aus – jedoch in negativer Richtung. Schmerzen, Operationen, Sehschwäche und Erblindung entstehen in unheilvoller Abfolge vor Ihrem geistigen Auge, und leider bewirkt genau dies eine Verstärkung der Krankheit. Aber Sie können die Macht Ihrer Vorstellungskraft auch umgekehrt nutzen! Dazu folgt hier eine detaillierte Anleitung.

Führen Sie diese Übung freudig und spielerisch durch. Vermeiden Sie krampfhaft festgehaltene Bilder verbesserter Sehkraft, wenn Sie bereits unter einer erheblichen Sehschwäche leiden. Der Gedanke an die Sehschwäche löst Ängste aus, und die schaden dem inneren Glauben an Heilung, selbst wenn Sie sich „bemühen", sich ein schärferes Sehen vorzustellen. Und das Visualisieren soll genau den Glauben an die Heilung stärken, denn die Macht der Gedanken ist es, die in den Zellen des Körpers Heilung bewirkt.

Entspannen Sie sich. Nutzen Sie dazu die Augenübung „Dunkelheit im Liegen", und halten Sie danach den Akupressurpunkt „Windvilla". Dann sollten Sie ausreichend entspannt sein.

Schließen Sie die Augen. Stellen Sie sich nun vor, wie ein Strom hellen Lichtes Ihre Augen umfließt, so lange, bis das gesundheitliche Problem fortgespült ist. Je genauer die Kenntnisse über Ihr Augenleiden sind, umso präziser können Sie natürlich mit der Bilderwelt arbeiten. Verlängern oder verkürzen Sie ihren Augapfel (Kurz- und Weitsichtigkeit), schaffen Sie einen Abfluss für das Kammerwasser (Glaukom), lassen Sie den weißlichen Belag von der Linse abgleiten (grauer Star), bilden Sie in der Vorstellung eine Schutzschicht um das Auge bei Pollenallergie oder reparieren Sie die Netzhaut und verstärken Sie die Sehzellen im Gelben Fleck (bei Makuladegeneration). Lassen Sie den Lichtstrom so lange fließen, bis Sie ein deutliches Bild der wiederhergestellten Gesundheit haben. Stellen Sie sich anschließend den nächsten Besuch bei ihrem Arzt oder Heilpraktiker vor. Malen Sie sich deutlich das überraschte und erfreute Gesicht Ihres Therapeuten aus, wenn er den großen Fortschritt in der Heilung Ihres Augenleidens sieht. Zum Abschluss lassen Sie Ihren Körper noch einmal ganz von der Lichtdusche umfließen, danach öffnen Sie Ihre Augen und stehen auf.

Liste der Augenleiden sowie geeignete Maßnahmen

Kurzsichtigkeit

Augapfel ist zu lang, Hornhaut steil

Augenentspannung, Augentraining, Augen-Kuren, bei starker und zunehmender Kurzsichtigkeit naturheilkundliche Behandlung durch einen erfahrenen Therapeuten, zeitweise Sehhilfe und fachärztliche Verlaufskontrolle

Weitsichtigkeit

Augapfel ist zu kurz, Linse schwach

Augentraining, Augenentspannung, Augen-Kuren, zeitweise Sehhilfe, eventuell fachärztliche Verlaufskontrolle

Alterssichtigkeit

Linse verdickt und vergrößert

Augentraining, Augenentspannung, Augen-Kuren, bei früher oder schnell zunehmender Alterssichtigkeit naturheilkundliche Behandlung durch einen erfahrenen Therapeuten, zeitweise Sehhilfe und eventuell fachärztliche Verlaufskontrolle

Bindehautentzündung (Konjunktivitis)

Auge ist gerötet, tränt oder hat schleimige Absonderung; allergisch oder infektiös bedingt

Naturheilkundliche Behandlung durch einen erfahrenen Therapeuten, eventuell fachärztliche Verlaufskontrolle, besonders bei infektiöser Bindehautentzündung

Iritis

Fachärztliche Abklärung und Verlaufskontrolle, naturheilkundliche Behandlung durch einen erfahrenen Therapeuten

Ziliarneuralgien

Naturheilkundliche Behandlung durch einen erfahrenen Therapeuten, fachärztliche Behandlung und Verlaufskontrolle, Augenentspannung

Hornhautverkrümmung (Astigmatismus)

Hornhaut oder auch Linse unregelmäßig gekrümmt, macht das Sehen schmerzhaft oder anstrengend

Augenentspannung, Augentraining, Augen-Kuren, bei starken Beschwerden naturheilkundliche Behandlung durch einen erfahrenen Therapeuten, zeitweise Sehhilfe und eventuell fachärztliche Verlaufskontrolle

Grüner Star (auch Glaukom)

Ansteigender intraokulärer Druck, führt unbehandelt zum Sehverlust durch Retina- und Sehnervschädigung

Fachärztliche Behandlung und Verlaufskontrolle, naturheilkundliche Behandlung durch einen erfahrenen Therapeuten, mehr Augenentspannung als Augentraining, eventuell Augen-Kuren

Alarmzeichen: Sie stoßen an seitlich liegende Sachen oder seitlich stehende Personen. Ein Auge sieht deutlich schlechter. Ein Auge – oder beide – sind vergrößert und fühlen sich hart an. Leichter Druckschmerz über den Augenbrauen

Grauer Star (auch Katarakt)

Störung der Erneuerung der Linsenfasern, führt zur Trübung der Linse und möglicherweise zum Sehverlust

Naturheilkundliche Behandlung durch einen erfahrenen Therapeuten, fachärztliche Behandlung und Verlaufskontrolle, Augenentspannung, Augentraining, eventuell Augen-Kuren

Alarmzeichen: plötzlich auftretende, starke Lichtempfindlichkeit, verschwommenes Sehen wie durch einen Nebel, Fernsicht vermindert, Nahsicht verbessert

Hornhautentzündung

Fachärztliche Behandlung und Verlaufskontrolle, naturheilkundliche Behandlung durch einen erfahrenen Therapeuten, Augenentspannung

Makuladegeneration

Fachärztliche Behandlung und Verlaufskontrolle, naturheilkundliche Behandlung durch einen erfahrenen Therapeuten, mehr Augenentspannung als Augentraining, Augen-Kuren

Alarmzeichen: Farben können nicht mehr sicher erkannt werden. Beim Lesen fehlen in der Mitte Buchstaben. Ein plötzlicher schwarzer Fleck in der Mitte des Blickfelds

Mückensehen (auch Mouches volantes)
Ablagerungen im Glaskörper

Augenentspannung, Augentraining, Augen-Kuren, naturheilkundliche Behandlung durch einen erfahrenen Therapeuten, eventuell fachärztliche Verlaufskontrolle

Netzhautablösung
Retina löst sich vom Pigmentepithel ab. Dies führt zu einem Funktionsverlust, weil die äußeren Retina-schichten von der Kapillarschicht der Choroidea ver-sorgt werden.

Fachärztliche Behandlung und Verlaufskontrolle, naturheilkundliche Behandlung durch einen erfahre-nen Therapeuten, Augenentspannung

Alarmzeichen: schwarzer Schleier im Sichtfeld, der sich auf und ab bewegt und die Sicht stört. Lichtblitze im Sehfeld

Regenbogenhautentzündung
Fachärztliche Behandlung und Verlaufskontrolle, naturheilkundliche Behandlung durch einen erfahrenen Therapeuten, Augenentspannung

Schädigung der Sehbahn

Führt, abhängig vom Ort der Schädigung, zu einem völligen oder erheblichen Sehverlust

Fachärztliche Behandlung und Verlaufskontrolle, naturheilkundliche Behandlung durch einen erfahrenen Therapeuten, Augenentspannung, Augentraining, Augen-Kuren

Alarmzeichen: keine; der teilweise oder vollständige Sehverlust kann sehr plötzlich auftreten

Lidrandentzündung

Augen-Kuren, Augenentspannung, Augentraining, bei anhaltenden Beschwerden naturheilkundliche Behandlung durch einen erfahrenen Therapeuten

Lidzucken

Augenentspannung, Augentraining, Augen-Kuren, bei anhaltenden Beschwerden naturheilkundliche Behandlung mit einem erfahrenen Therapeuten

Hagelkorn

Fachärztliche Behandlung und Verlaufskontrolle, naturheilkundliche Behandlung durch einen erfahrenen Therapeuten, Augenentspannung

Gerstenkorn

Fachärztliche Behandlung und Verlaufskontrolle, naturheilkundliche Behandlung mit einem erfahrenen Therapeuten, Augenentspannung

Nachwort

Dieses Buch ist für alle diejenigen eine Fundgrube, die nach einer Alternative zu Sehhilfen, Operationen und allopathischen Tropfen suchen. Aber diese Alternativen sind auch eine Ergänzung zu derartigen Maßnahmen, wenn sie notwendig geworden sind! Der Patient des dritten Jahrtausends sollte die Freiheit der Wahl haben und sich nicht mit der Behauptung zufriedengeben, dass die allopathische Schulmedizin und die traditionelle naturheilkundliche Medizin einander ausschließen oder gegenüberstehen. Die beschriebenen Übungen können denen, die noch gesunde, aber bereits überanstrengte Augen haben, helfen, ihre Sehkraft zu erhalten. Zehn Minuten täglich sind tatsächlich ausreichend, und da die Übungen in den Tagesverlauf eingestreut ausgeführt werden können, wird Ihnen diese Zeit sogar noch deutlich kürzer vorkommen.

Schon nach kurzer Zeit werden Sie wahrnehmen, dass sich nicht nur Ihr Augenlicht, sondern auch das Wohlbefinden und die Leistungsfähigkeit insgesamt mit diesen Übungen verbessern.

Hilfreiche Tipps

Bei folgenden Heilpraktikerverbänden können Sie sich nach Therapeutenlisten und Adressen erkundigen:
BDH Bund Deutscher Heilpraktiker e.V.
FDH Fachverband Deutscher Heilpraktiker e. V.
FH Freie Heilpraktiker e.V.
FVDH Freier Verband Deutscher Heilpraktiker
UDH Union Deutscher Heilpraktiker
VDH Verband Deutscher Heilpraktiker e.V.

Visualisieren können Sie mit der Silva-Mind-Methode erlernen.

Das zweitägige Seminar findet seit vierzig Jahren weltweit in vielen Städten und Sprachen statt. Suchen Sie unter diesem Stichwort im Internet.

Eine andere – etwas eingeschränktere – Möglichkeit, das Visualisieren zu erlernen, wäre autogenes Training. Informieren Sie sich, ob Sie einen gut ausgebildeten Lehrer in Ihrer Nähe finden. Krankenkassen, Naturheilvereine oder auch Ärzte und Heilpraktiker bieten Kurse an.

Sehr gute Augentrostzubereitungen gibt es im Reformhaus von den Firmen Wala, Salus und Weleda.

Dort oder in der Apotheke finden Sie auch Multivitaminpräparate für die Augen. Achten Sie darauf, dass nicht nur die Vitamine, sondern auch die Mineralstoffe enthalten sind, die Ihre Augen benötigen.

Weiterführende Literatur

- Rudolf Steiner: Geisteswissenschaft und Medizin, 1920
- Jacques Luysseran, Das wiedergefundene Licht, 1963
- Johannes W. Rohen: Morphologie des menschlichen Organismus, 2000
- Harry Benjamin: Ohne Brille bis ins hohe Alter, Erstausgabe 1974
- A. M. Zimmermann: Homöotherapie der Augenkrankheiten, 2001
- Robert-Michael Kaplan: Die Integrative Sehtherapie, 2005
- Janet Goodrich: Spielend besser sehen für Kinder, 1996
- Hätscher- Rosenbauer: Augenschule für gesundes Sehen, 1996
- Michael Reed Gach: Heilende Punkte, 1992
- Stephan Aschberg: Lexikon der Heilsteine, 2003
- Kellenberger/Kopsche: Mineralstoffe nach Dr. Schüßler, 2006
- Helmke-Hausen: Lebensquell Schüßlersalze, 1999
- Anne L. Biwer: Körperzeichen, 2004
- Anne L. Biwer: Rund ums Räuchern, 2007